Verena Krutak

WALDYOGA

AN ORTEN DER KRAFT

Asanas und Meditationen
für mehr Lebensstärke

Für Moritz, Valentin und Lukas, die mein Leben erfüllen. Für meine Eltern, die in mir die Begeisterung und das Interesse für die Natur schon als Kind geweckt haben. Und danke, Robin, dass du dein Leben mit mir teilst und mich immer unterstützt!

nymphenburger

Inhalt

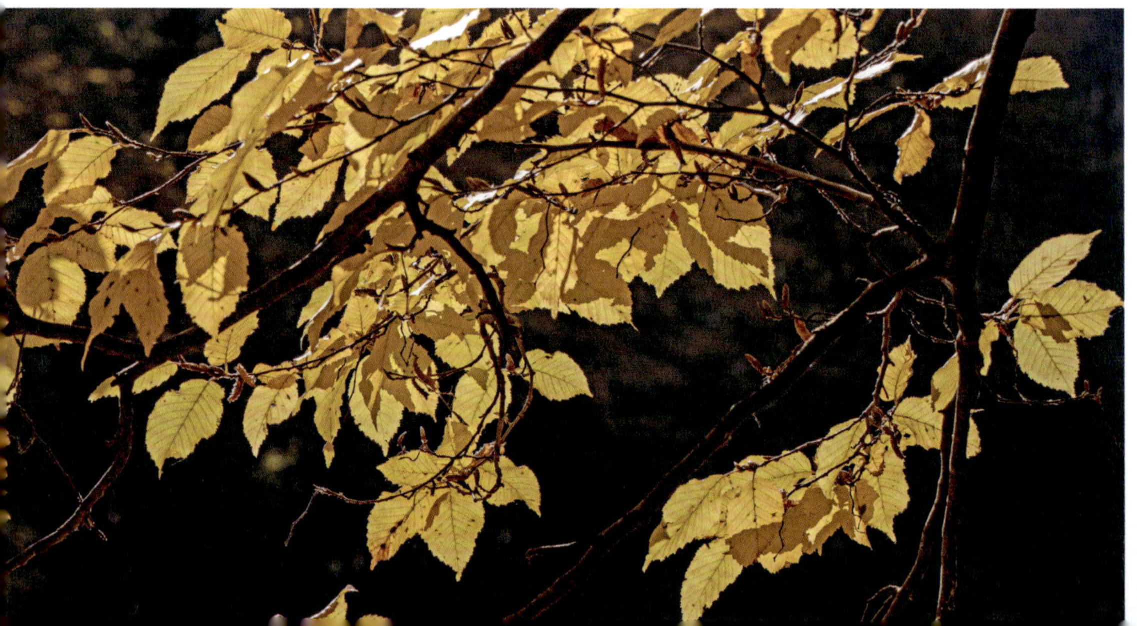

Elemente der Natur und Waldrituale

Dein persönliches Waldyoga

10 ganzheitliche Programme

Zum Abschluss

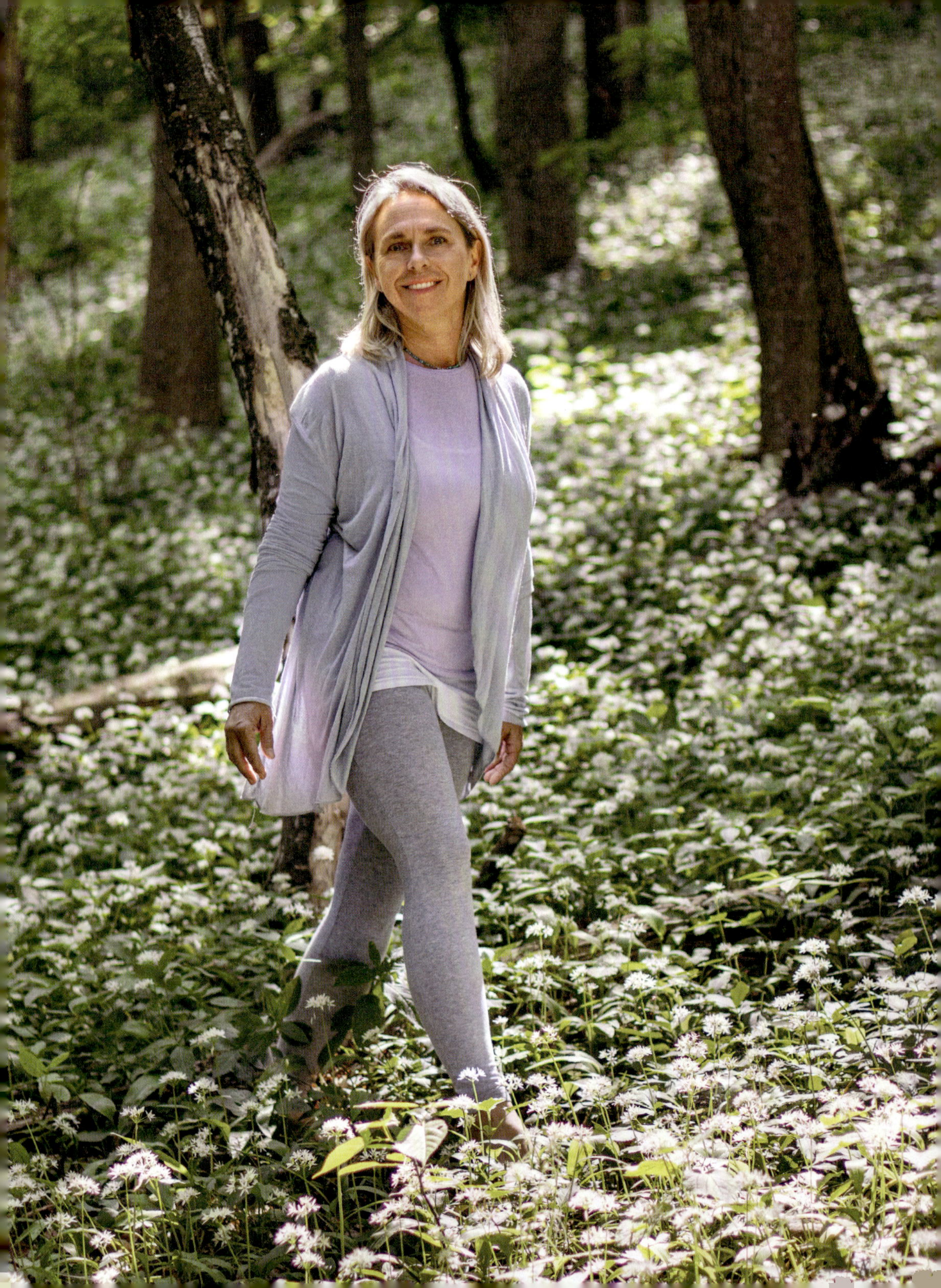

Was ist Waldyoga?

Waldyoga ist weit mehr, als seine Asanas im Wald, anstatt im Studio zu üben. Die heilsame Wirkung der Waldluft, die stärkenden Energien von Pflanzen und Tieren, all das verstärkt den Effekt der Übungen um ein Vielfaches. Und es hilft, uns als Teil eines Ganzen zu begreifen. Mit unseren sechs Sinnen wahrnehmen – und auch die feinstofflichen Kräfte deutlich spüren – darum wird es im Folgenden gehen.

Teil der Natur sein

Was hat mich dazu gebracht ein Buch über Waldyoga zu schreiben? Vielleicht erstaunt es: Eine Tierärztin, die es sich zur Vision gemacht hat, mit Menschen durch die Wälder zu wandern und ihnen eine neue Sichtweise und einen Zugang zur Natur und verlorenem Wissen zu schenken. Es war ein spannender Weg, der mich dorthin gebracht hat, wo ich heute bin, niemals hätte ich ihn planen oder vorhersehen können – und das ist gut so.

Meine Neugierde und mein Wissensdurst haben mich in viele verschiedene Bereiche des Lebens geführt und mir in vielerlei Hinsicht die Augen geöffnet. Ein großes Interesse für die Naturwissenschaften, das Bestreben, alles rational verstehen und Tieren helfen zu wollen waren der Anlass für mich Veterinärmedizin zu studieren. Im Rahmen meiner Dissertation über Geparden hat sich meine Vorliebe für Wildtiere herauskristallisiert.

Einige Zeit später nutzte ich die Karenzzeit nach der Geburt meines zweiten Sohnes, um eine Yogalehrerausbildung zu starten, und Yoga ließ mich nicht mehr los, wurde ein fixer Bestandteil meines Lebens und meiner Sicht auf das Leben.

Nach einigen Praxisjahren als Tierärztin, in denen ich mich mehr und mehr einer ganzheitlichen Sichtweise näherte, wurde meine Sehnsucht nach mehr Naturverbundenheit und Spiritualität immer stärker – viele Fortbildungen zur Naturpädagogin und ein Biologie-Studium folgten. Für mich wurde immer klarer, dass ich in das alte Wissen rund um die Verbindung zwischen Mensch und Natur eintauchen, die alten Geschichten, Traditionen und die frühere Wahrnehmung allen Lebens ohne Wissenschaft verstehen und vor allem erspüren wollte. So begann ich mich mit den keltischen Jahreskreisfesten, Schamanismus und den Dingen zu beschäftigen, die man eben nicht messen, erforschen oder nachweisen kann.

Diese drei Wege, die ich gegangen bin und weiterhin gehe, haben mich zu »Waldyoga« geführt. Mein Herzenswunsch und meine Vision sind es, den Menschen wieder bewusst zu machen, dass wir Teil der Natur sind und dass wir sie nicht einfach nur konsumieren dürfen. In diesem Bewusstsein können wir wirklich heil sein und heil werden. Somit ist ein Waldyoga-Ausflug mit mir einfach viel mehr als nur Yoga im Wald!

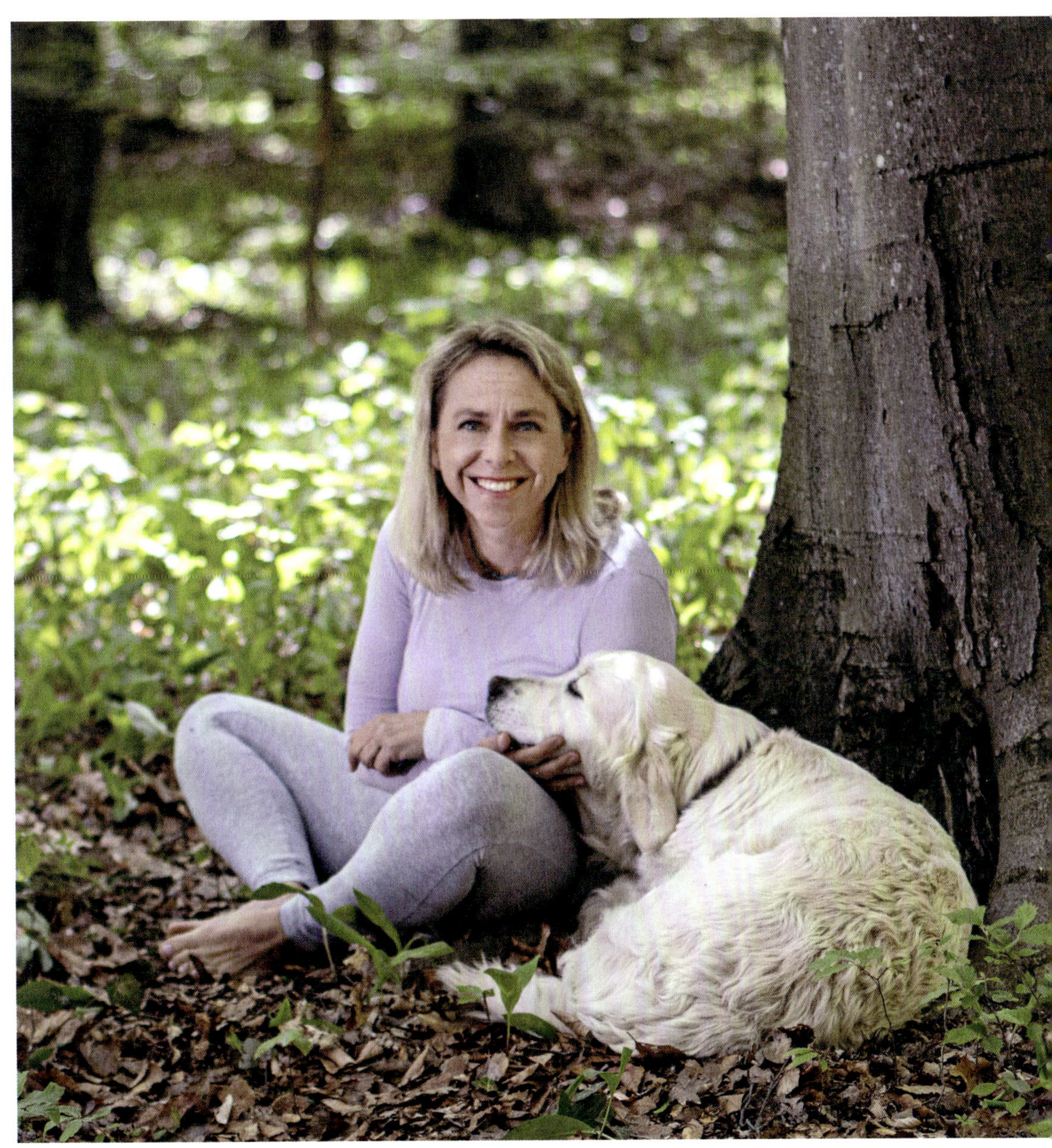

▲ Mensch, Tier und Natur als Einheit erleben.

Bäume faszinieren uns

Was fasziniert uns so am Wald? Der Wald strahlt eine gewisse Magie, einen Zauber aus, dem man sich fast nicht entziehen kann. Vielleicht ist er für manche unheimlich – geheimnisvoll ist er auf alle Fälle. Für unsere Vorfahren hatte er einen großen, breit gefächerten Nutzen.

Zum einen hatte der Wald immer schon eine Schutzfunktion. Zum anderen wurde er auch damals schon wirtschaftlich genutzt und lieferte das nötige Brenn- und Bauholz für die Menschen. Außerdem war er ein heiliger Ort, an dem Versammlungen und Rituale durchgeführt wurden. Viele Zusammenkünfte der Obersten eines Stammes fanden an besonderen Orten, bei ganz bestimmten Bäumen in heiligen Wäldern statt.

Früher war es aber tatsächlich nicht immer ungefährlich, in den weit ausgedehnten Wäldern herumzuwandern. Es gab dort weit gefährlichere Tiere als heute, die so manchem Jäger seine erlegte Beute streitig machten. Ein hereinbrechendes Unwetter konnte genauso bedrohlich werden wie ein verfeindeter Stamm, auf den man zufällig stieß. Heute erzählen vor allem Märchen von dieser Lebenswelt, und wahrscheinlich sind es diese unterschiedlichen Geschichten, dieses Unbekannte und Dunkle, das den Wald auch heute noch mystisch und geheimnisvoll macht.

Wenn wir ganz in den Wald eintauchen, ein Teil von ihm werden, ihn zu verstehen beginnen, dann bemerken wir recht schnell, dass der Wald einst unsere Heimat war. Durch ihn erleben wir uns wieder als »ganz« und entdecken unsere eigene Wildheit.

Der Wald, die ganze Natur, erlebt gerade in unserer schnelllebigen Zeit einen richtigen »Hype«. Der Wald bringt uns Ruhe und »Entschleunigung« – fast von allein. Viele von uns spüren, wie wohltuend, heilsam und gesund es ist, sich in der Natur aufzuhalten, sich draußen zu bewegen und wieder mehr Natürlichkeit ins Leben zu bringen. Wir sehnen uns nach der Verbundenheit mit der Natur, die wir zum größten Teil verloren haben. Intuitiv möchten viele Menschen diese Anbindung an die Natur,

▸ Im Wald spüren wir unsere Wurzeln und fühlen uns verbunden.

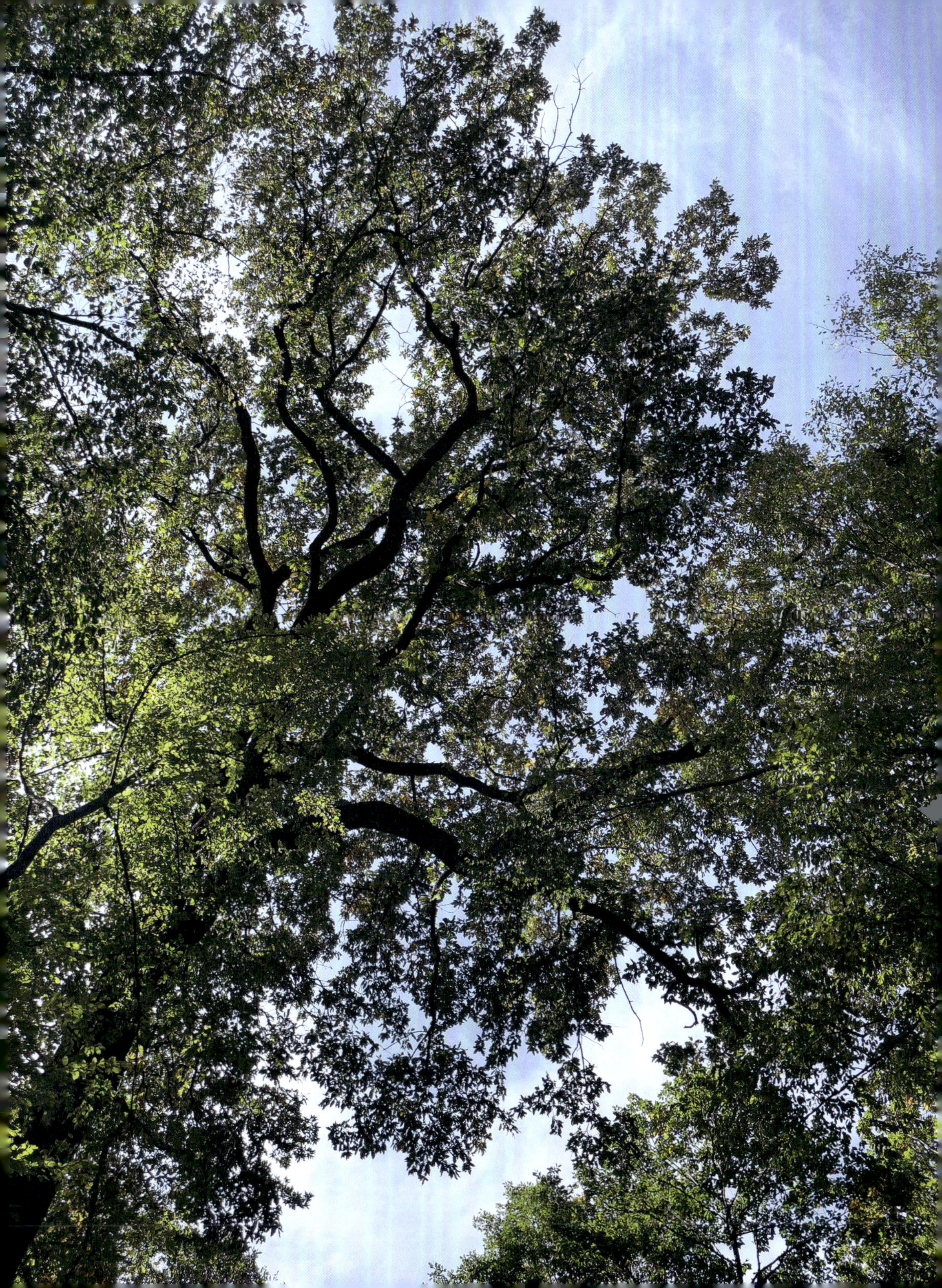

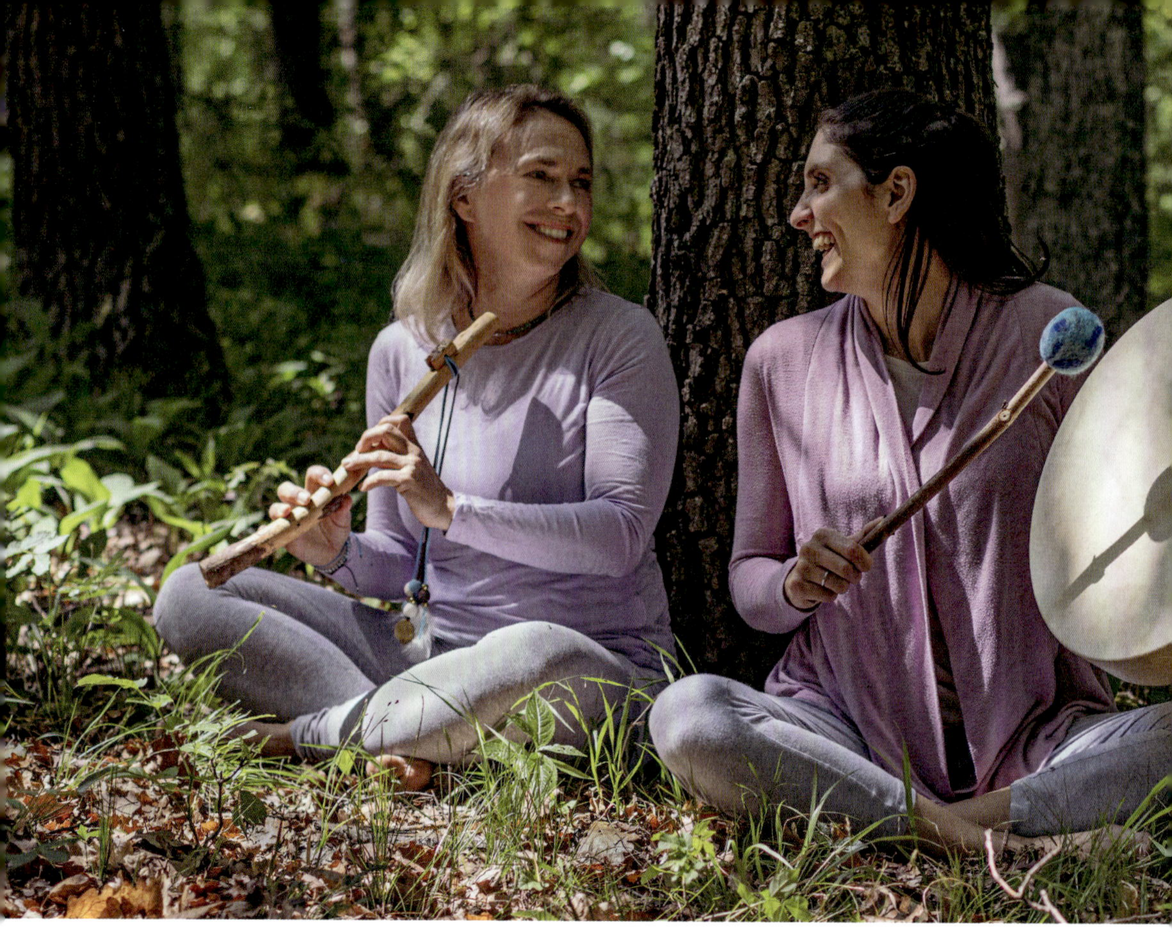

▲ Rituale mit Trommeln, Rasseln und Flöten lassen uns mit dem Wald mitschwingen.

an Mutter Erde wiederfinden, möchten ihre Sinne für das öffnen, was sich nicht nur wissenschaftlich nachweisen lässt oder messbar ist.

Inzwischen gibt es sogar einen von der Forschung definierten Begriff für die zunehmende Entfremdung des Menschen von der Natur: das »Natur-Defizit-Syndrom« (engl. »Nature deficit disorder«). Die Menschen erleben die Natur nicht mehr real, in ihrer Vorstellung gleicht sie eher einer Fantasiewelt, wie sie aus Filmen bekannt ist. Die zugehörigen Studien kommen zwar aus den USA, aber auch hierzulande bemerken wir vor allem schon bei Kindern und Jugendlichen eine Distanz und Trennung von natürlichen Abläufen und Schwierigkeiten bei Aufenthalten in der Natur und dem Umgang mit der Natur. Bei meinen naturpädagogischen Führungen mit Schulklassen bemerke ich häufig, dass es einigen Kindern nicht möglich ist,

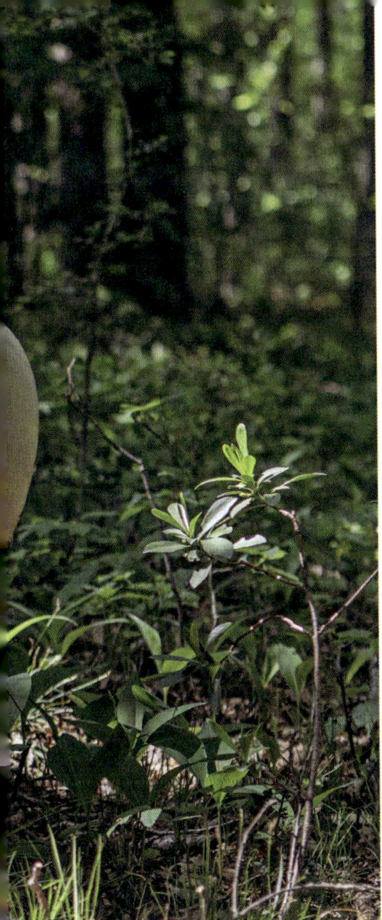

Es ist so angenehm, zugleich die Natur und sich selbst zu erforschen. Weder ihr noch dem eigenen Geist Gewalt anzutun, sondern beide in sanfter Wechselwirkung miteinander ins Gleichgewicht zu bringen.

J.W. von Goethe

ohne zu stolpern oder zu stürzen über einen unebenen Boden mit Wurzeln und Steinen zu gehen, da sie das einfach nicht gewohnt sind. Sie sind hauptsächlich auf asphaltierten Wegen im städtischen Bereich unterwegs.

Seit der Aufklärung, dem Vorpreschen der modernen Schulmedizin und den vielen bahnbrechenden wissenschaftlichen Erkenntnissen im naturwissenschaftlichen Bereich sind die alten Bräuche, das (Heil-)Wissen um das Leben im Einklang mit der Natur mehr und mehr verlorengegangen. Doch viele von uns spüren, dass hier mehr ist, mehr sein muss, als wir mit unseren Messgeräten oder unserem Verstand erfassen und erforschen können. Und gerade dann, wenn die moderne Medizin nicht mehr weiterweiß oder wir bemerken, dass die vermeintliche Kontrolle der Menschen über die Natur eigentlich nie vorhanden war, dann erinnern wir uns wieder, dass tief in uns verborgen und unterdrückt dieses ganze Wissen noch vorhanden ist. Auch das Wissen um die Heilkräfte der Natur und ihrer Pflanzen wird immer wichtiger, wieder geschätzt und zum Leben erweckt. Um diesem tiefen Bedürfnis Raum zu geben, zieht es viele Menschen in die Wälder. Im Waldyoga sind der ganzheitliche Zugang zur Natur und zur Erde, die wunderbare, tausende Jahre alte Tradition des Yoga und die wichtigen wissenschaftlichen Aspekte rund um den Wald miteinander vereint.

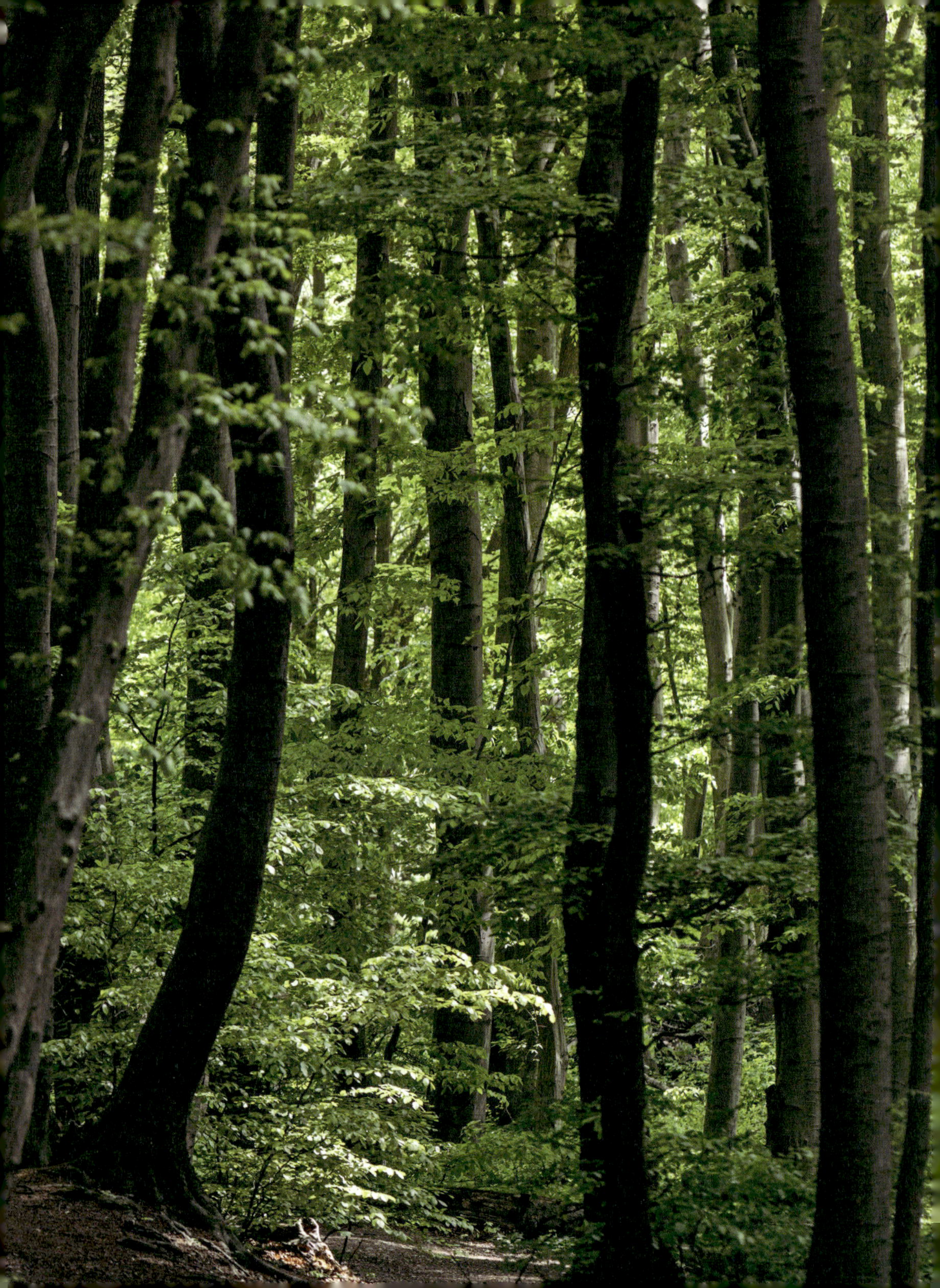

Sich mit Waldyoga ganzheitlich verbinden

Waldyoga ist viel mehr, als seine Yogaübungen einfach vom Studio in den Wald zu verlegen. Es ist die ganzheitliche Verbindung mit einem einzigartigen Ökosystem. Es ist das Wahrnehmen der gesamten Flora und Fauna auf verschiedenen Ebenen, das Erfühlen und Erspüren all der Wesenheiten dort, die wir nicht mit bloßem Auge sehen oder wissenschaftlich nachweisen können. Es ist das intensive Praktizieren von Yoga mit allen Sinnen, das Üben der Asanas mit dem Partner Baum, das Bewegen und Mobilisieren in der besonders wohltuenden Waldluft und das Eintauchen in die grüne Welt mit Meditationen und Entspannungsreisen.

Waldyoga bietet uns also die Möglichkeit einen besseren Zugang zu Mutter Erde und der Natur zu bekommen und somit auch wieder in Verbindung mit uns selbst zu treten. Wir erleben uns als Teil der Natur, verschmelzen ganzheitlich mit dem Wald, anstatt ihn nur als Besucher zu sehen. Wir sind alle eins, mit allem verbunden, atmen dieselbe Luft, sind von derselben Sonne beschienen, stehen auf derselben Erde. Nichts existiert ohne das andere, wir brauchen einander, wir brauchen Mutter Erde und die gesamte Natur mit all ihren Bewohnern, mit all ihren Geistwesen.

Jeder Mensch hat aufgrund seiner Herkunft, seiner Erlebnisse und seiner Erziehung eine unterschiedliche Denk- und Herangehensweise an Unbekanntes, nimmt neue Erfahrungen anders auf und auch an. Das Wundervolle an Waldyoga ist, dass es die Menschen über ein körperliches Bewegungsprogramm abholt und einen Einstieg und Zugang zum Wald und der Natur bietet, der ganz unabhängig davon ist, wie jemand sich für Neues öffnet.

Sehr wissenschaftlich orientierte Menschen werden durch messbare Werte der Terpene, der Botenstoffe der Bäume und anderer Inhaltsstoffe in der Waldluft sowie der positiv beeinflussbaren Blutwerte nach Waldaufenthalten die Motivation finden, Waldyoga zu praktizieren. Sie werden dem positiven Effekt des Waldaufenthaltes über diesen Weg Vertrauen schenken und an die heilende Wirkung glauben können.

◂ Wissenschaftlich erwiesen ist der heilende Effekt der Waldluft – und spürbar!

Sportliche Menschen werden sich anfangs wahrscheinlich eher durch die verschiedenen Körperübungen im Wald gut aufgehoben fühlen und machen so ihren ersten Schritt in Richtung ganzheitlicher Wahrnehmung.

Die Natur ist ein guter Ort, um unsere Natürlichkeit wiederzufinden.
Ernst Ferstl

Diejenigen, die bis jetzt bei ihren Spaziergängen ganz im Spüren und Genießen des Waldes waren, finden vielleicht plötzlich Gefallen daran, die Zusammenhänge zu verstehen, einzelne Pflanzen und Tiere genauer zu bestimmen und kennenzulernen. Durch das passende Yogaprogramm im Wald können sie mit Hilfe von Waldyoga noch gezielter Unterstützung im heilsamen Wald finden.

Aber auch das spielerische Erfahren des Waldes im Rahmen der Naturpädagogik kann ein guter Einstieg sein, um einen Blick für das große Ganze zu bekommen, sowohl für Erwachsene als auch für Kinder. Die Schulung der Sinne schärft die Wahrnehmung und weckt Neugierde. Für viele Erwachsene ist es eine wunderbare Erfahrung den Wald wieder mit Kinderaugen zu sehen, der Fantasie freien Lauf zu lassen und intuitive Eindrücke zuzulassen, die die wissenschaftliche Sicht nicht hergibt.

Waldyoga ist wirklich für jedes Alter geeignet. Bei meinen Waldyoga-Retreats nehmen Menschen im jungen Erwachsenenalter und auch Senioren um die achtzig Jahre teil. Das freut mich sehr und zeigt, dass Waldyoga immer wohltuend ist, egal in welchem Alter und mit welchem Thema ich mich dem Wald anvertraue. Im Rahmen meiner naturpädagogischen Angebote zeigte sich auch ganz klar: Kinder sind für Waldyoga besonders offen und Familien haben eine wunderschöne, bereichernde Zeit beim gemeinsamen »Waldyogieren«.

Somit bietet Waldyoga wirklich für jeden, egal welchen Zugang diese Person ursprünglich zum Wald und der Natur hatte, eine Möglichkeit diesen Zugang zu erweitern und sich tief und heilsam mit dem Wald zu verbinden, eins zu werden. Und: Das, was wir verstehen, lieben und schätzen gelernt haben, das beschützen wir auch – und die Natur, der Wald, braucht unseren Schutz mehr denn je!

Im Folgenden werden nun zuerst alle Yogaübungen, sogenannte »Asanas«, die – teilweise abgewandelt – gut im Wald und mit dem Baum praktiziert werden können, genauer beleuchtet und erklärt. Danach tauchen wir ganz in die Magie des Waldes ein. Je nach Belieben und eigenen Bedürfnissen können wir Schwerpunkte beim Waldyoga setzen und jeder kann neben den vorgeschlagenen Programmen und Zusatzübungen ganz persönliche Kraftplätze im Wald wählen.

► Yoga verbindet und ist für jeden, ob jung oder alt, fortgeschritten oder Anfänger, eine wertvolle Erfahrung.

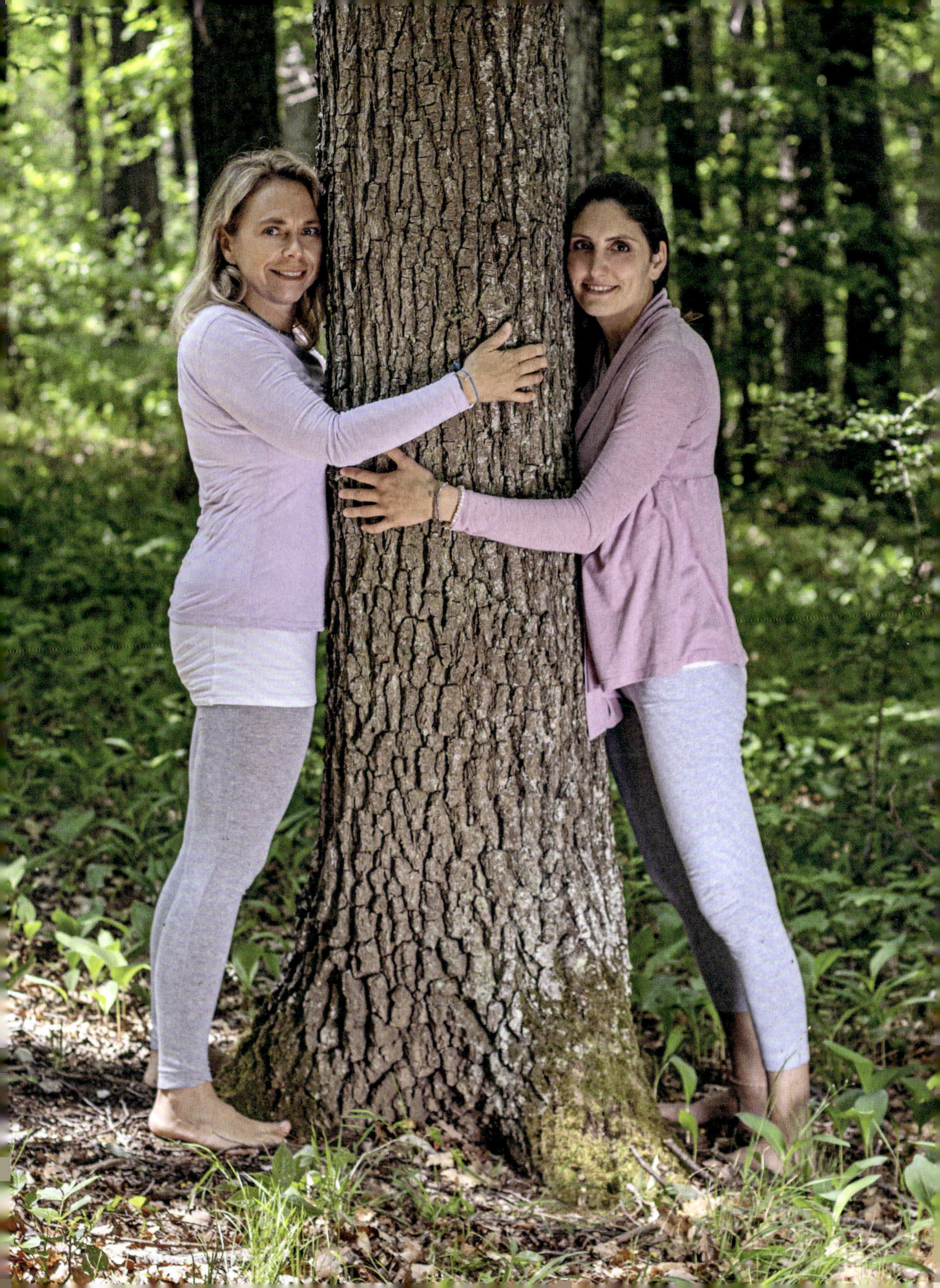

Was ist ein Kraftort?

Eine einheitliche Definition gibt es dafür nicht. Vielmehr ist es so, dass viele Menschen es einfach spüren, wenn sie sich an einem Kraftort aufhalten. Irgendetwas fühlt sich anders an. Vielleicht bist du an so einem Ort regelrecht ergriffen und es fühlt sich überwältigend an, dort zu sein. Manche Personen berichten davon, dass sich an bestimmten Plätzen eine unbeschreibliche Ruhe, Entspannung oder Sicherheit in ihnen ausbreitet. Oft beschreiben sie ein Kribbeln, eine aufsteigende Wärme oder ein plötzliches fast übersinnliches klares Wahrnehmen.

Nachdem du einen Kraftort wieder verlassen hast, fühlst du dich oft gestärkt und energetisiert, oder leicht wie eine Feder, unbeschwert und frei. Deine Wahrnehmung ist einerseits subjektiv und sehr individuell, andererseits hängt sie natürlich auch von dem Kraftort ab, an dem du dich gerade befindest oder einige Zeit verbracht hast.

Wissenschaftlich ist es nicht so leicht diese hohen Energieschwingungen nachzuweisen und alles, was wahrnehmbar ist, auch technisch zu messen. Der Geomant Guntram Stoehr, der sich als Architekt seit 20 Jahren intensiv mit der Wirkung von Kraftfeldern in der Landschaft beschäftigt, benennt einige Faktoren, die die Lebenskraft eines Ortes prägen. Allen voran die sogenannten »Leylinien« und Strömungspunkte der Erde, die laut der Geomantie – der Lehre über Plätze mit »guten« und »schlechten« Energien – eine wesentliche Rolle spielen. Hier laufen feinstoffliche Kräfte gebündelt waagrecht durch die Landschaft bzw. es wird Lebenskraft von der Erde aufgenommen oder abgegeben. Auch die Elemente Erde, Wasser, Feuer und Luft beeinflussen die Lebens-

Imaginäre Kraftorte

Wenn du dir in deinem Wald, bei deinem Baum, schon einen wunderbaren, persönlichen Platz gesucht hast, kannst du diesen immer dann, wenn es dir nicht möglich ist, ihn real aufzusuchen, bei einer Meditationsreise visualisieren. So lädst du dich auf, stärkst dich oder entspannst.

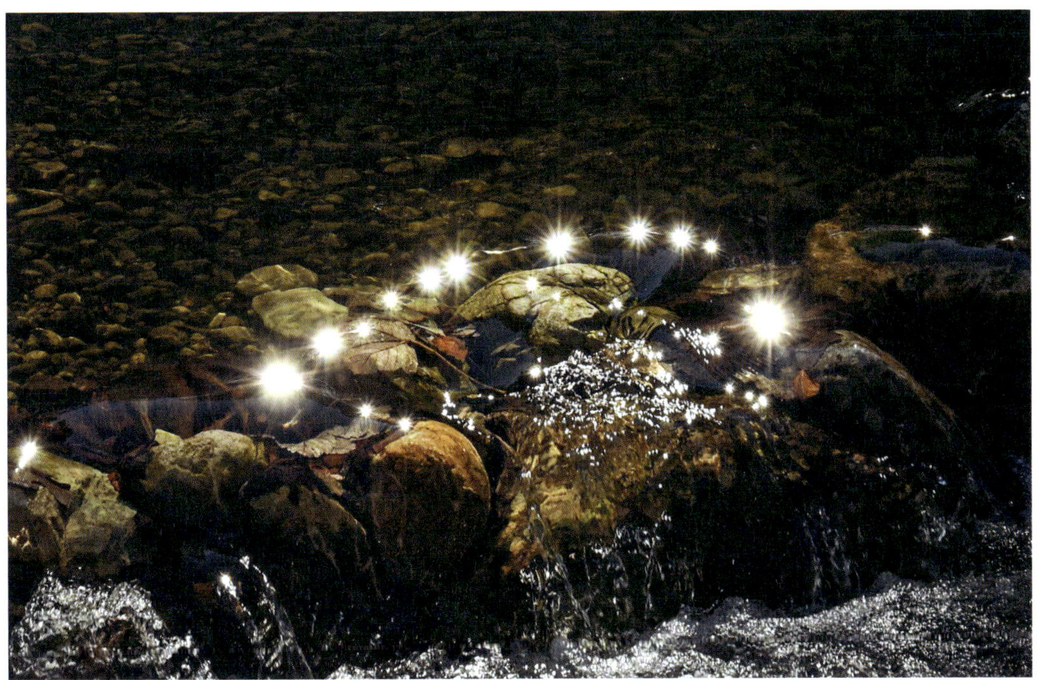

▲ Kraftfelder rund um besondere Orte können wir sofort wahrnehmen und auf uns wirken lassen.

kraft und sind für die Entstehung des Lebens verantwortlich. Ihre Dynamik verändert die Qualität eines Kraftortes, so ist es ein Unterschied, ob ich mich bei einer Quelle oder einem Wasserfall aufhalte (s. S. 24–31). Die im nächsten Kapitel beschriebenen Landschaftselemente heben besondere Kraftorte hervor.

In der Natur finden wir viele solcher besonderen Plätze, »Kraftorte«. Eichenwälder haben bspw. früher Druiden als Ort für ihre Zusammenkünfte genutzt, da sie Kraft und Mut spenden. Sakralbauten, wie Avebury oder Mont Saint Michel, sind heute noch erhaltene mächtige Kraftorte mit starken Energien. Diese Kultstätten, an denen Rituale abgehalten wurden, sind von den Kelten an Plätzen errichtet worden, die eine erhöhte Lebensenergie aufwiesen. Durch die Rituale und Zusammenkünfte könnten diese Orte zusätzlich noch mit Energien aufgeladen worden sein, denn überall, wo Menschen in Gemeinschaft beten, meditieren oder schamanische Rituale stattfinden, verdichtet sich die ohnehin schon hohe Energie weiter. Viele dieser besonderen Plätze sind später im Zuge der Christianisierung zum Teil in Sakralbauten umgewandelt worden.

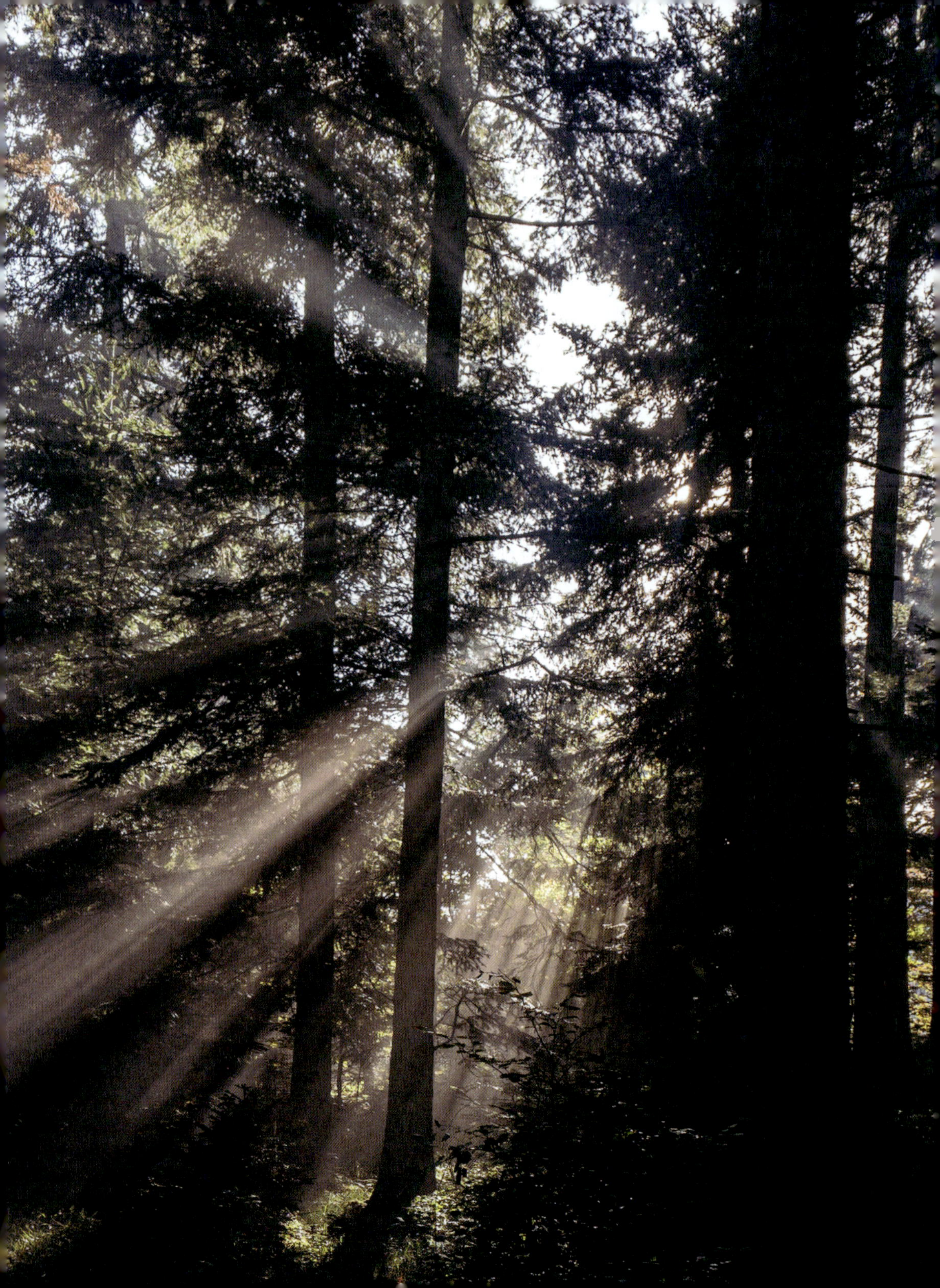

Lebenskraftort Wald

Wir suchen unsere Wälder auf, um Lebenskraft zu tanken. Das ist auch einer der Gründe, warum Waldyoga so guttut. Durch das Auftanken von Lebenskraft – »Prana« – füllen wir unsere Resilienztanks wieder auf, die uns dabei unterstützen auf stressige Situationen gut reagieren zu können und den Alltag unbeschadet zu meistern.

Doch Wald ist nicht gleich Wald. Voraussetzung dafür, dass dies wirklich funktioniert, ist ein gesunder Wald, dessen Lebenskraftniveau höher ist als unser eigenes. Nur dann können wir von seinem Kraftfeld profitieren, unsere eigene Vitalkraft stärken und einen heilsamen Aufenthalt im Wald erleben.

Doch warum tanken wir gerade im Wald so viel Lebenskraft? Was genau ist so heilsam bei einem längeren Aufenthalt im Wald? Inzwischen gibt es für die heilende Wirkung der Waldluft auch den wissenschaftlichen Nachweis. Denn der Wald besteht ja nicht nur aus Bäumen und anderen sichtbaren Pflanzen – es wimmelt hier geradezu von Lebewesen. Natürlich kennen wir alle die größeren Waldtiere, wie z. B. Reh, Fuchs und Wildschwein, doch die etwas kleineren Tieren, die genauso zum Lebensraum Wald gehören, nehmen wir kaum wahr.

Sowohl für die Waldgesundheit als auch für die heilsame Wirkung eines Waldaufenthaltes sind vor allem die Lebewesen und Elemente entscheidend, die man nicht sehen kann, z. B. Mikroorganismen im Waldboden. Diese sind gemeinsam mit den Mykorrhiza-Pilzen u. a. dafür verantwortlich, dass die Bäume mit genügend Nährstoffen versorgt werden und der Wald sich selbst heilen kann. Die fadenförmigen »Hyphen« dieser Pilze ermöglichen es den Bäumen aber auch sich zu vernetzten, auszutauschen und gegenseitig zu helfen. Die Wurzeln eines Baumes sind oft doppelt so breit wie seine Krone, die Pilze, die sich aber in dieses Wurzelgeflecht einweben, reichen manchmal sogar einige Quadratkilometer weit.

In dieses »Wood-Wide-Web« können wir uns bei einem Waldaufenthalt regelrecht einklinken und ein Teil des Lebewesens Wald werden.

◂ Nicht nur die Waldluft, sondern auch die unterirdische Waldwelt ist voller heilsamer Energien.

Es werden aber auch von den Bäumen heilende Pflanzenstoffe, sogenannte »Terpene«, in die Luft abgegeben, welche sich genauso wie die Mikroorganismen positiv auf unser Immunsystem auswirken. Waldluft enthält zusätzlich eine hohe Anzahl an negativen Ionen, welche auf vielerlei Ebenen, sowohl psychisch als auch physisch, gesundheitsfördernd auf den Menschen wirken.

Leider sind unsere Wälder heute nicht mehr so gesund, wie sie vielleicht einmal waren, und durch Trockenlegungen, Monokulturen und Veränderungen, von z. B. Flussläufen, in ihrer Lebenskraft geschwächt. Wir können aber einige Hinweise auf gesunde Wälder finden, die es uns ermöglichen einen vitalstarken Wald und damit auch Bäume mit einer kraftvollen Aura zu erkennen. Natürlich geht es den Wäldern am besten, wenn man sie möglichst in Ruhe lässt. Die Forstwirtschaft und Sicherheitsvorkehrungen für Wanderer und Spaziergänger machen das meist nicht in vollem Ausmaß möglich. Kernzonen von Nationalparks und Biosphärenparks- und reservaten sind solche naturnahen Plätze, an denen sich die volle Lebenskraft der Pflanzen entfalten kann. Hier ist es aber nicht möglich und erlaubt sichere Führungen anzubieten und Waldyoga auch abseits der Wege zu praktizieren. Somit ist es hilfreich, wenn wir unsere Sinne schärfen und auf ein paar Hinweise achten, die uns anzeigen, ob ein Wald oder auch ein Einzelbaum kraftvoll sind und eine gesunde, weite Aura haben – wenn wir es nicht ohnehin spüren.

Achte im Wald auf die Wuchsformen der Bäume: Gibt es sonderbare Formen, wie etwa Rüseläste, Elfenaugen, am Stammfuß einseitige, blattreiche Triebe und viele immergrüne Pflanzen, wie z. B. Efeu? Siehst du viele Äste, die sich weit zum Boden nach unten neigen? Gibt es immer wieder eingestreute Steine, die vielleicht sogar noch stark bemoost sind? Auch Pflanzeninseln mit stellenweise blühenden Waldblumen könnten auffallen.

Frieden findet man
nur in den Wäldern.
Michelangelo

All das sind Hinweise auf einen Wald oder Baum mit viel Lebenskraft, der sich gut eignet, um dein eigenes Energielevel wieder zu erhöhen.

Monokulturen oder Bäume mit sogenannten »Maserknollen« sind hingegen oft ein Hinweis auf einen Wald mit eher niedrigem Energielevel. Zur Auswahl deines persönlichen Kraftortes im Wald findest du ab S. 23 weitere Kriterien, um auch je nach emotionaler und körperlicher Verfassung den richtigen Platz zu finden.

▸ Bemooste Stellen im Wald deuten auf viel Lebenskraft hin und laden zum Verweilen ein.

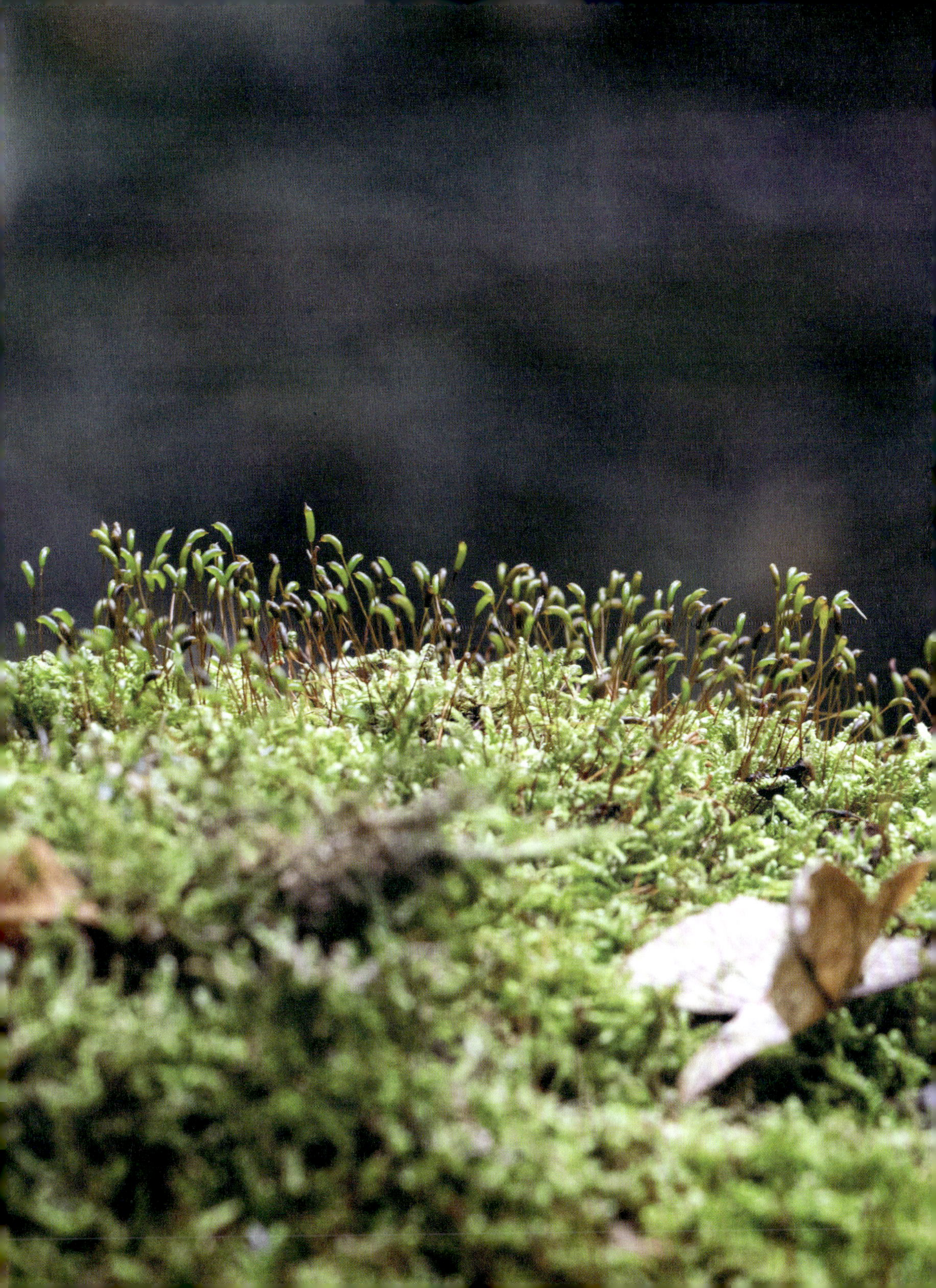

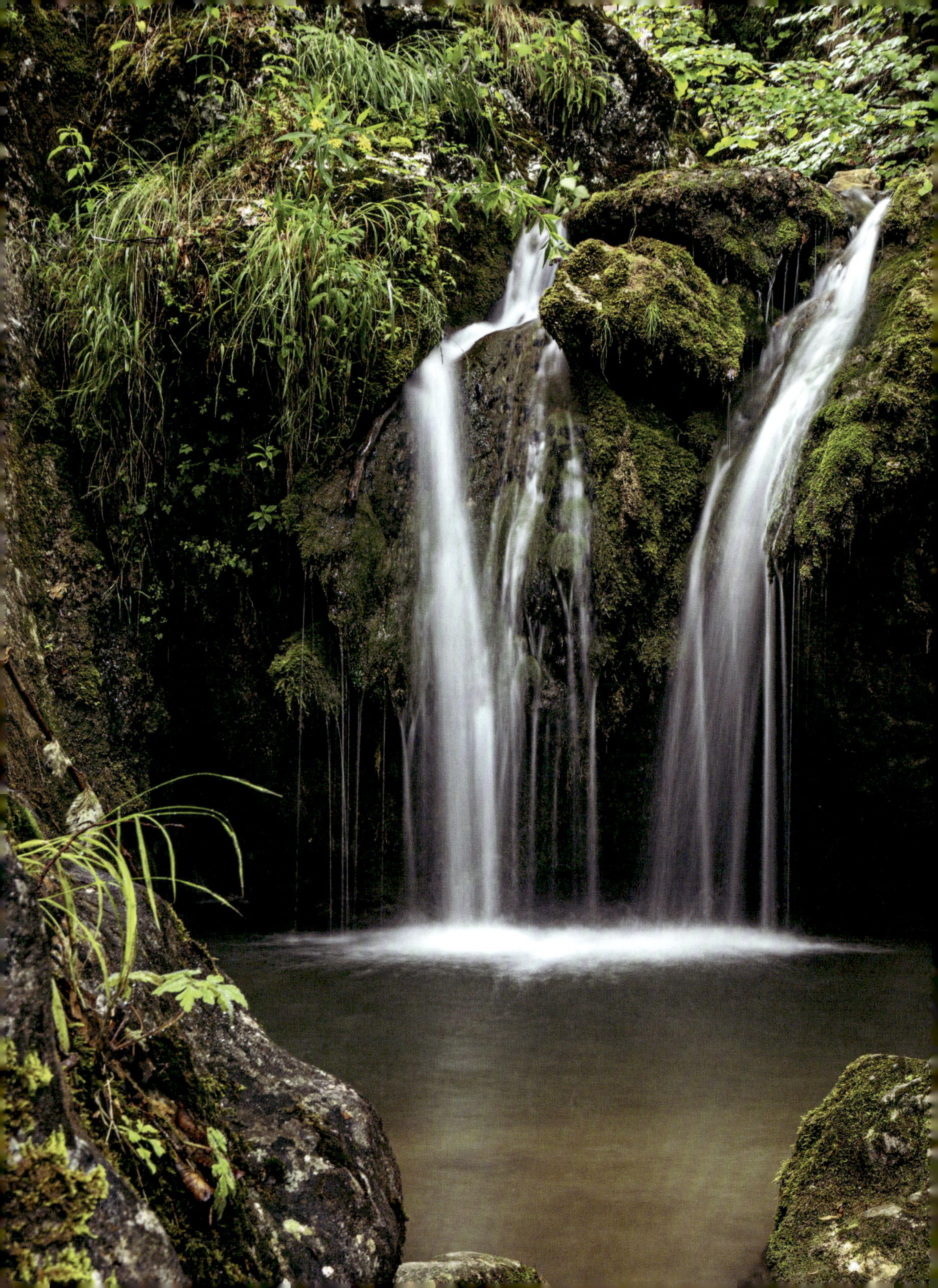

Waldyoga an heilsamen Kraftorten

Du wirst schnell feststellen, wie stark die Umgebung im Wald auf dich und deine Yogaübungen wirkt. Kraftorte im Wald sind die besten Orte für dein Training, da sie aufgeladen sind mit der Energie der sie umgebenden Pflanzen und Elemente. So fühlst du dich genau dort besonders wohl, wo die Energie wartet, die du gerade benötigst.

Felsen und Steine erden

Orte im Wald, an denen entweder ein großer Felsen steht oder mehrere größere Steine verstreut liegen, haben energetisch immer eine ganz besondere Bedeutung. Hier spürt man meist sofort eine gewisse Magie, fast als wäre man in einem Märchenwald gelandet. Besonders, wenn die Steine auch noch mit Moos bedeckt sind und dadurch fast ein wenig lebendig wirken, hat man das Gefühl in einer Zauberwelt angekommen zu sein.

Plätze im Wald mit Steinen oder Felsen waren früher oft Kultplätze und standen mit verschiedenen Gottheiten in enger Verbindung. Die früher sehr naturverbundenen Völker wussten um die besondere Kraft bei den Steinen und nutzten diese auch ganz bewusst. Man denke hier nur an den Uluru der Aborigines in Australien oder den Olymp in Griechenland. Kraftorte stehen auch immer mit den Elementen in starker Verbindung. Rund um den Stein spüren wir die starke Kraft des Erdelements. Gleichzeitig wenden wir uns hier auch besonders den Elementarwesen der Erde zu.

Solche Orte können unsere Vitalkraft enorm steigern, eignen sich aber auch wunderbar, um verschiedene Rituale, z. B. zu Jahreskreisfesten, abzuhalten. Erdung und Verwurzelung gelingen hier besonders gut. Du kannst also dein Wurzelchakra stärken, da die Verbindung zu Mutter Erde an diesen Stellen besonders ausgeprägt ist. Felsen und Steine im Wald sind Energie und Kraft spendende Orte, die die Wirkung der sie umgebenden Bäume verstärken. Durch passende Yogaübungen lässt sich die erdende Kraft noch unterstützen.

Von Menschenhand geschaffene Kraftorte findet man sowohl an sehr bekannten Orten als auch immer wieder versteckt in Wäldern. Der wohl bekannteste Steinkreis ist »Stonehenge« in England, der schon vor über 4000 Jahren errichtet worden ist.

Im Waldviertel in Österreich befindet sich ein weltweit einzigartiger Stufenkegel aus geschichteten Steinen, welcher als starker Kraftplatz gilt. In letzter Zeit findet man immer wieder neu gebaute Steinmännchen, welche früher zur Wegmarkierung und vielerorts auch als Schutz dienten.

▸ Die Kraft des Erdelements ist hier besonders ausgeprägt und erdet.

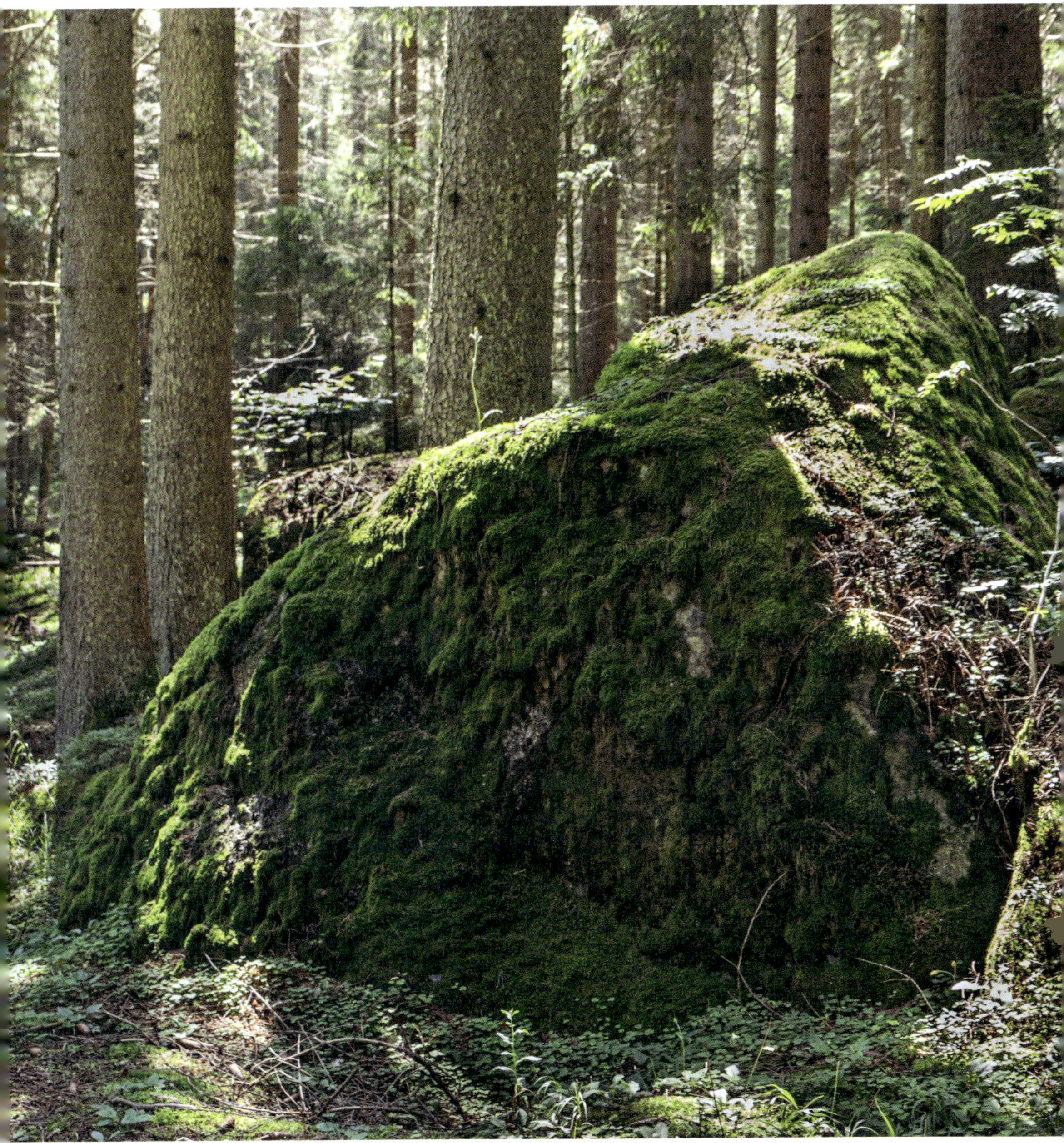

Die Lichtung unterstützt Erholung

Auch eine Waldlichtung ist ein sehr magischer Ort, der fast immer zu einer guten Anbindung ans Universum führt. Hier kommt das Element Feuer ins Spiel, da die Sonneneinstrahlung hier ungehindert durchdringen kann. Tiere halten sich bspw. gerne auf Lichtungen auf.

Menschen sind evolutionsbiologisch Savannenbewohner, die gerne den Überblick bewahren und einen geschützten Platz mit guter Sicht unterbewusst schätzen. In einem dunklen, dichten Wald kann man sich zwar gut verstecken, zum (dauerhaften) Wohlfühlen eignet er sich aber eher nicht. Eine Lichtung vermittelt somit ein Gefühl der Erholung, vor allem am Rand auch Geborgenheit.

Auf Lichtungen kannst du deine universelle Anbindung und geistige Führung stärken, Klarheit finden und dir die nötige Erholung und Ruhe für innere Heilung holen. Wenn du hier Waldyoga übst, weitet sich dein Herzchakra und du lässt alle Wunden verheilen und alte Emotionen los. Nutze eine Waldlichtung auch gerne, um während einer Meditation Licht aufzunehmen und dich damit aufzuladen. Stelle dir dabei vor, wie Sonnenlicht durch dein Kronenchakra in deinen Körper fließt.

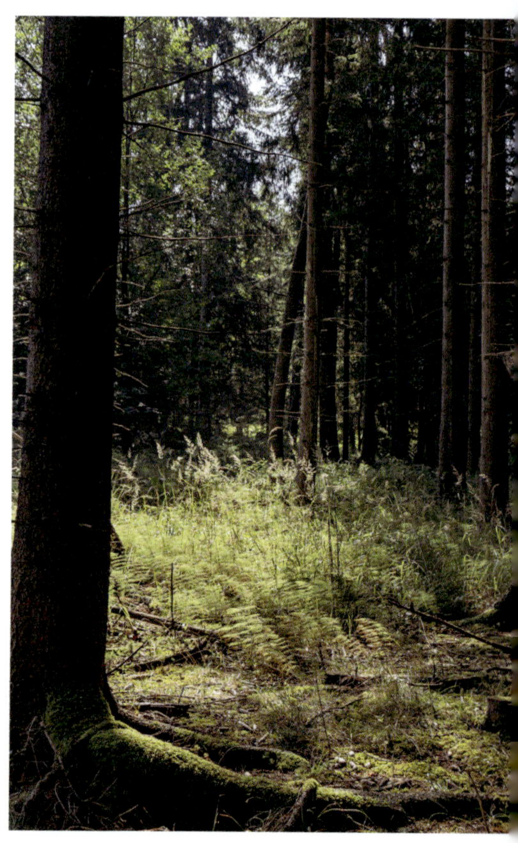

▲ Diese lichtvollen Plätze im Wald weiten dein Herzchakra – hier kann Heilung geschehen.

Auf dem Waldweg geborgen

Waldwege gehören durch ihre vorgegebene Richtung zu den besonders fließenden und dynamischen Kraftfeldern. Über die Waldwege können wir nicht nur sehr einfach wunderbare Bäume und Stellen mit hoher Lebenskraft ausfindig machen und aufsuchen, sondern gleichzeitig von den guten Energien des Wegs profitieren.

Natürliche Waldwege mit Wurzeln und Steinen, die sich durch den Wald schlängeln, sind erholsamer und kraftspendender als künstlich angelegte Wege und daher zu bevorzugen. Die Baumkronen über diesen Wegen vermitteln ein angenehmes Geborgenheitsgefühl. Auch Wildtiere, wie Rehe und Wildschweine, nutzen immer wieder dieselben Wege (Wildwechsel), da sie hier vermutlich die angereicherte Lebenskraft spüren können.

Diese Wege unter dem grünen Blätterdach lassen uns in der warmen Jahreszeit der Natur sehr nahe sein. Oftmals führen diese Wege auch an Waldrändern entlang. Die Tier- und Pflanzenwelt ist hier besonders artenreich, und man findet gerade am Waldrand oft sehr alte Wächterbäume. Sie sind mächtige Baumpersönlichkeiten, die durch ihre Kraft und Energie, die sie ausstrahlen, besonders wirken. Sie stehen nicht unbedingt allein, jedoch oft mit etwas Abstand zu den anderen, sie umgebenden Bäumen. Die Wächterbäume wachen nicht nur über den Wald, sondern sind auch besonders eng mit allen anderen Bäumen, Pflanzen und Tieren verbunden. Die Kontaktaufnahme mit einem solchen Baum erleichtert es dir, dich mit allen anderen Lebewesen des Waldes zu verbinden, und ermöglicht dir besonders schöne Erfahrungen. Auf den Wegen am Waldrand kommen auch die Übergangskräfte zum Tragen und du kannst hier sehr gut Kraft und Vitalenergie tanken.

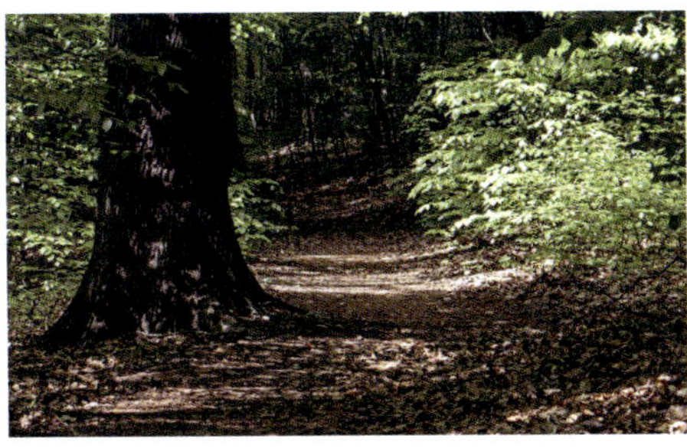

▲ Wächterbäume am Waldrand sind mächtige Persönlichkeiten und geben Kraft.

An der Quelle Lebenskraft tanken

Das Element Wasser ist meist ständig in Bewegung und reichert dadurch noch mehr als andere Elemente Lebenskraft an. Wasser ist stark veränderlich und kann in Form von Eis, Schnee, Dampf, Nebel, Regen und Wolken vorkommen. Unser Körper besteht zu einem großen Teil aus Wasser. Es durchwandert in uns immer wieder Zyklen, von der Aufnahme in den Körper, über die energetische Reinigung des Körpers bis hin zur Ausscheidung. Das Element Wasser steht vor allem mit einem reinigenden Effekt in Zusammenhang. Je bewegter das Wasser ist, desto stärker wird die ausstrahlende Lebenskraft. Das Kraftfeld eines Gewässers ist meist größer als das Gewässer selbst.

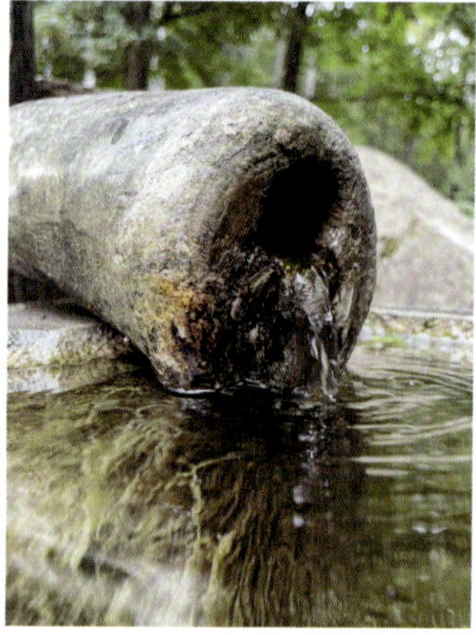

◂ Nirgendwo kannst du dich so frei von Sorgen und Ballast machen wie an einer reinigenden Quelle.

Quellen sind mit einem heilenden Aspekt verbunden. Hier beginnt der Lebenskraftstrom, der durch die ständige Bewegung aufrechterhalten wird. Wir kennen viele berühmte heilende Quellen, wie z. B. Lourdes in Frankreich. Natürlich gehören hierzu auch warme Thermalquellen, die aufgrund der Wärme und des Mineralstoffgehalts heilsam auf den Körper wirken. Diese heißen Quellen stellen eine starke energetische Verbindung zu Mutter Erde her und bringen durch die mitgebrachte Erdwärme noch die Energie des Elements Feuer mit. Bei Quellen kannst du heilende und reinigende Rituale abhalten, Wasser entnehmen und segnen und somit als Kraftquelle auch mit nach Hause nehmen. Wenn du aber bei einer Quelle spürst, dass sie dir persönlich guttut, dann vertraue darauf und bleibe bei ihr, um dich zu energetisieren. Bei einer Quelle können auch Ängste, Sorgen und trübe Gedanken losgelassen werden. »Verunreinigte« Gedanken und Gefühle nähren dich nicht, gehören auch gar nicht zu dir. Sie können hier sehr gut transformiert werden.

Sich am See erholen

Auch hier haben wir es mit dem kraftvollen Element Wasser zu tun. Gehen wir auf die Suche nach einem Waldsee, da dieser ein ganz besonderer Kraftort ist. Ich persönlich freue mich immer, wenn ich während meiner Waldwanderungen durch Zufall auf einen kleinen See oder Teich im Wald stoße. Diese Plätze sind magisch für mich. Tatsächlich sind vor allem die Ufer kraftvoll, denn hier treffen ähnliche Energien aufeinander wie bei der Waldlichtung: Das Element Feuer mit seiner Offenheit und seinem Licht, das Element Erde, vielleicht noch unterstützt von einigen Felsen am Ufer, und die Lebenskraft der Bäume. Wenn du am Seeufer einen passenden Baum für deine Waldyoga-Übungen findest, hast du wahrscheinlich einen sehr guten Kraftplatz für dich entdeckt. Ein Waldsee ist pure regenerative Energie, wo du auch noch zusätzlich mit Tieren und Pflanzen der Gewässer in Kontakt treten kannst.

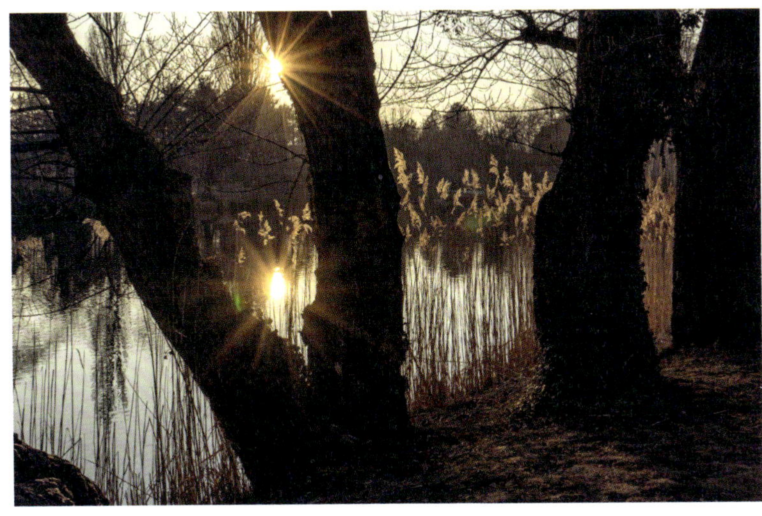

◂ Plötzlich taucht er hinter den Bäumen auf: Ein Waldsee ist ein magischer Ort, an dem eine Pause pure Erholung bringt.

Der reinigende Bach

Bei einem fließenden Gewässer wie einem Bach oder Fluss steht der reinigende und bewegende Aspekt im Vordergrund. Je stärker das Wasser in einem Bach in Bewegung ist, desto kräftiger ist seine Energie. Da ein Bach über viele verschiedene Kraftfelder fließt, kommen die Qualitäten dieser durchflossenen Bereiche alle zum Tragen. Ein Bächlein, das durch einen lebendigen Wald mäandert, in dem bemooste Steine liegen und gesunde Bäume wachsen, wird eine andere Lebenskraft aufweisen als ein regulierter Bach, der durch ein Stadtgebiet fließt.

Solltest du so einen wunderbaren Platz im Wald finden, dann hast du hier die Möglichkeit, dich mit dem Element Wasser zu verbinden. Nimm bewusst mit den Elementarwesen des Wassers Kontakt auf, bitte um Unterstützung und Reinigung, tauche deine Hände und Füße ins Wasser und verbinde dich dadurch noch intensiver. Lausche dem Plätschern des Wassers und tauche somit auch akustisch ein.

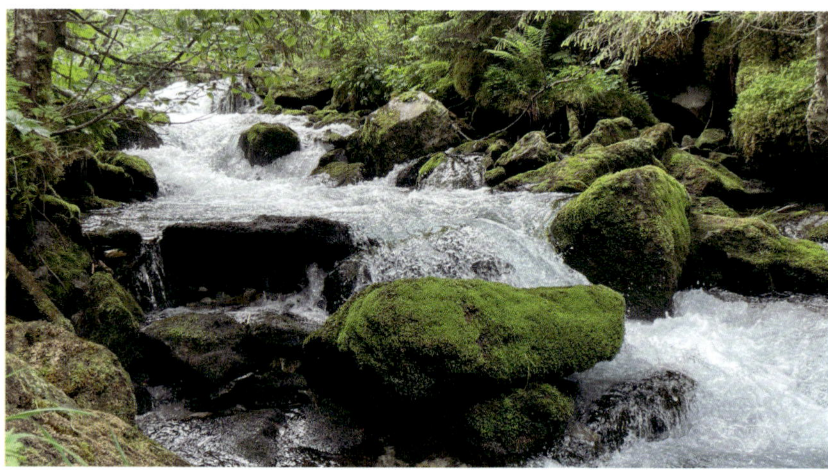

▸ **Nimm am Bach Kontakt mit dem Wasser und den Elementarwesen des Wassers auf. Sie helfen dir, dich zu reinigen.**

Durchatmen am Wasserfall

An einem Wasserfall vermischen sich die Elemente Wasser und Luft, was die Lebenskraft und damit den Kraftort stark auf uns wirken lässt. Wasserfälle sind wahre Jungbrunnen, die Kraft und Mut spenden können und nachweislich die Gesundheit der Atemwege fördern. Das als feinste Tröpfchen in Form eines Sprühnebels zerstäubte Wasser ist reich an negativen Ionen, die positiv auf unsere Gesundheit und Vitalität wirken.

Wasserfälle werden mittlerweile schon als Inhalations-Aerosol-Therapie für Allergiker vermarktet, da die fein zerstäubten Tröpfchen in Form eines Aerosols lungengängiger sind als ein Asthmaspray. Generell kann man sagen, dass die Tröpfchen umso feiner sind, je höher der Wasserfall ist. Die negativ geladenen Ionen bleiben länger in der Luft als die positiven, da sie leichter und kleiner sind. So atmen wir mehr negative als positive Ionen ein, wenn wir an einem Wasserfall stehen. Wasserfälle zeigen eine außerordentlich dynamische Kraft, und du kannst dich hier in kürzester Zeit mit Lebenskraft aufladen. Um die positiven Effekte zu nutzen, reicht es auch, wenn du in einiger Entfernung einen Platz für deine Übungen suchst.

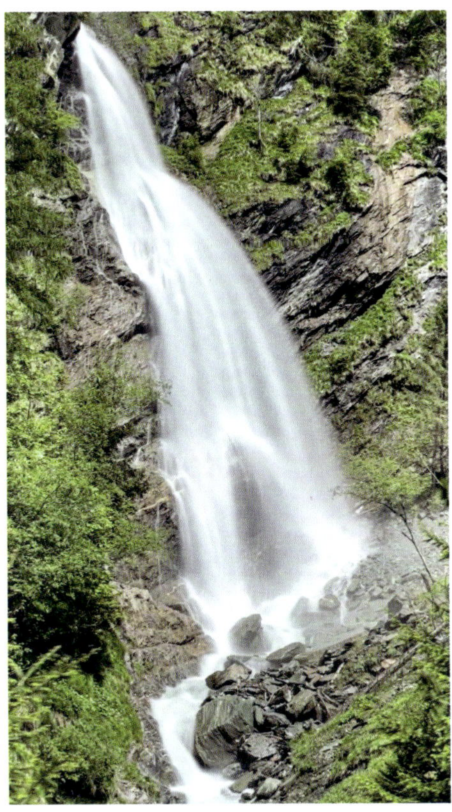

▲ Wenn du erschöpft und ausgelaugt bist, kann dich der Besuch eines Wasserfalls mit neuer Lebenskraft versorgen.

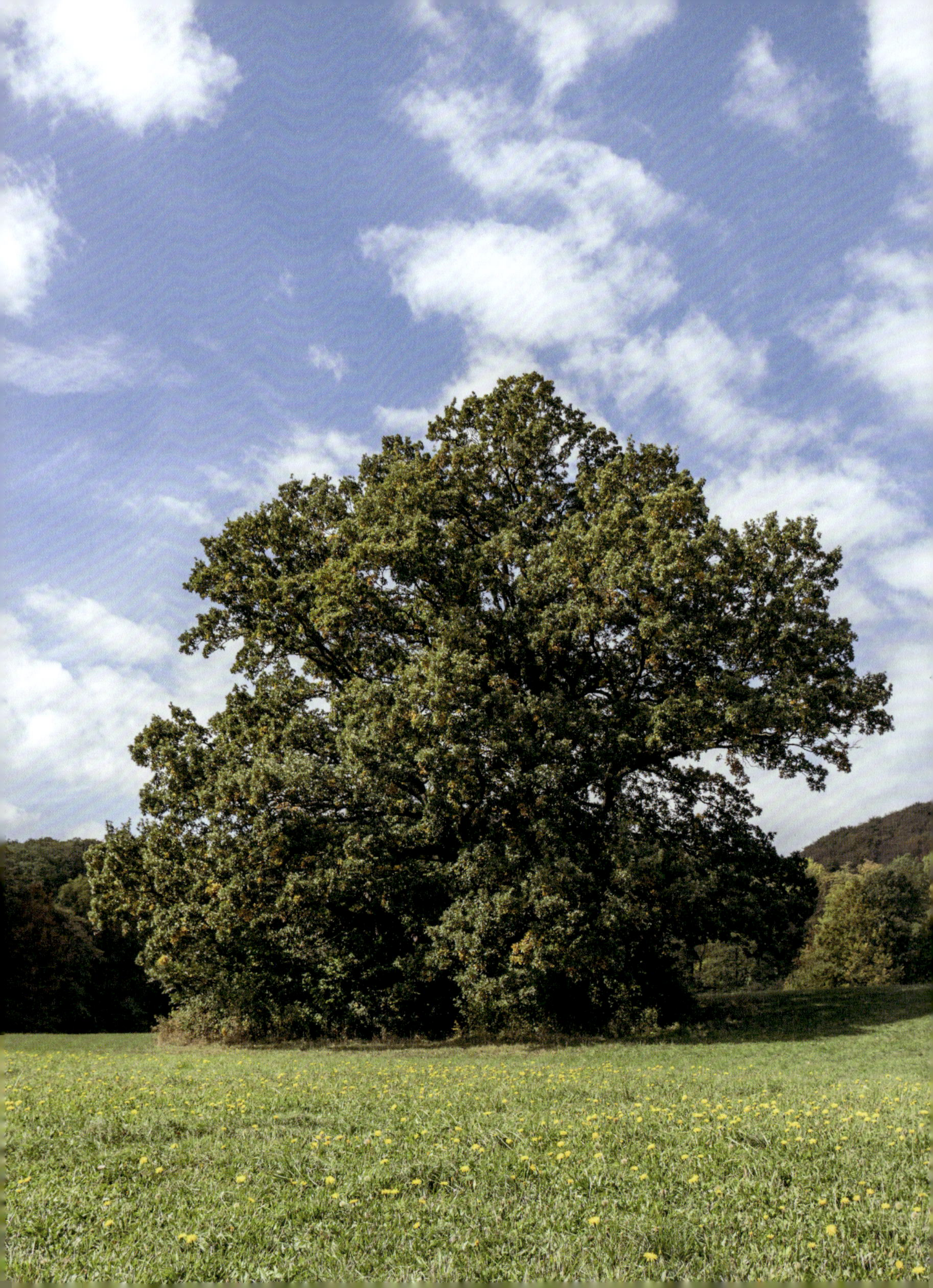

Lebenskraftort Baum

Die 10 Porträts starker Bäume zeigen dir die Pflanzenkraft und Themen, die hinter diesen wertvollen Helfern stecken. Die Bedeutung, die sie für unsere Vorfahren hatten, lässt dich erkennen, wobei sie heute auch dich unterstützen können. Mithilfe der botanischen Beschreibungen findest du während des Aufenthalts im Wald zielsicher den richtigen Begleiter für dein jeweiliges Yogaprogramm.

Magische Persönlichkeiten

Schon in der Antike und in vielen alten Kulturen waren Bäume und heilige Haine hoch verehrt. Oft waren sie der Sitz der Götter und Göttinnen. Die Weltenesche Yggdrasil spiegelt die gesamte Schöpfungsgeschichte wider. Es gibt unzählige Mythen und Sagen abseits des Christentums rund um die Entstehung des ersten Menschenpaares, das aus Bäumen hervorging. Somit birgt der Baum schon immer eine magische Faszination und große Kraft für uns Menschen in sich.

Wenn du dich in die Aura eines Baumes begibst, dann zeigt dir ein aufkommendes Gefühl von Leichtigkeit und Weite, dass sich deine eigene Lebenskraft durch den Aufenthalt bei diesem Baum steigert. Die Aura des Baumes entspricht seinem Kraftfeld. Die Vitalkraft des Baumes hängt von seinem Standort ab, und je nachdem, welche Kraftorte ihn noch umgeben, kannst du ganz unterschiedliche Wirkungen beim Waldyoga spüren.

Die im Folgenden vorgestellten Bäume kommen in Mitteleuropa häufig vor und sind leicht zu finden. Es sind kraftvolle Baum-Persönlichkeiten, mit fantastischen grobstofflichen und feinstofflichen Eigenschaften, die uns meinem Empfinden nach als Freunde begegnen und uns gerne mit ihrer Heilkraft unterstützen. Rückgezüchtete Kulturpflanzen wirken generell etwas weniger kraftvoll, und Park- oder städtischen Alleebäumen gelingt es oftmals nicht so gut, sich in das weltumspannende Wurzelnetz einzuweben und sind daher nicht ideal für deine Waldyoga-Praxis. Suche also möglichst naturbelassene Wälder mit gesunden Bäumen auf.

Auch die Baumart und das Alter des Baumes spielen eine Rolle dabei, wie groß das Kraftfeld ist und auf welche Art und Weise es auf dich wirkt. Je öfter du dich bewusst in das Kraftfeld eines Baumes begibst, desto mehr wirst du die unterschiedlichen Qualitäten der jeweiligen Bäume spüren und merken, welche Baum-Persönlichkeiten dir besonders guttun.

▸ Wer vor einem so mächtigen Baum steht, kann sich seinem Bann kaum entziehen.

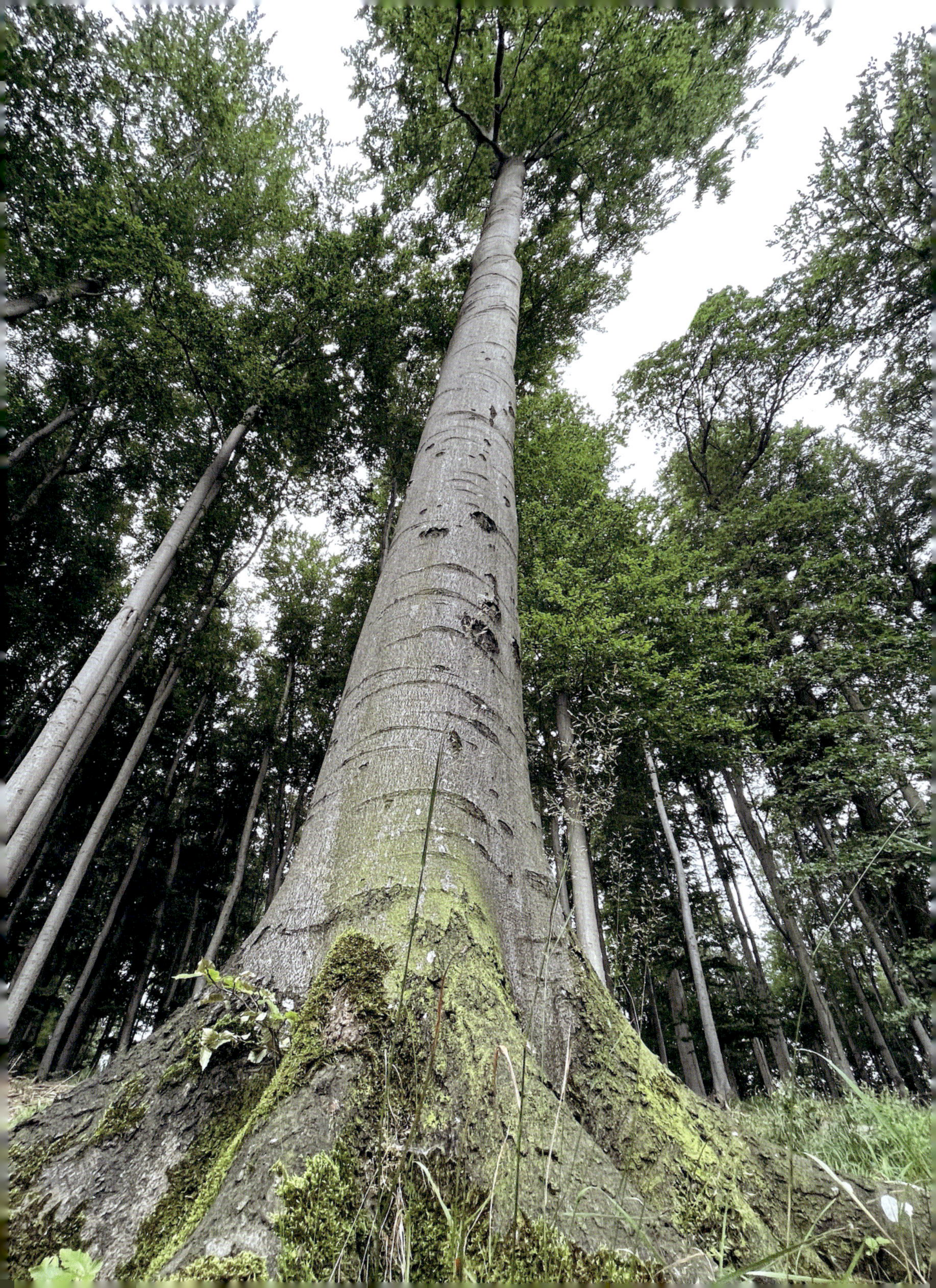

Ahorn

Acer

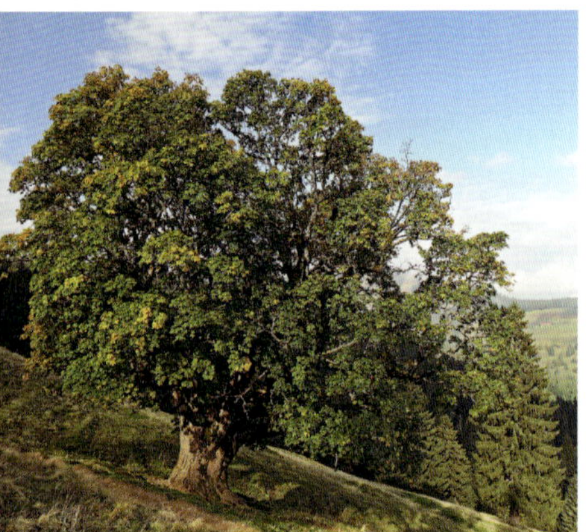

Pflanzenkraft Der Ahorn steht für Fröhlichkeit, Heiterkeit und Unbeschwertheit. Er bringt Ruhe und Ausgeglichenheit, nicht zuletzt wegen seiner kühlenden Wirkung, die man auch feinstofflich wahrnehmen kann, d. h. ohne Teile des Ahorns grobstofflich zu sich zu nehmen.

Themen Er hilft dir »runterzukommen« und einen klaren, kühlen Kopf zu bewahren. Er schenkt dir Lebensfreude und hilft aus belastenden Gedankenmustern auszusteigen. Die Vergangenheit kannst du gemeinsam mit dem Ahorn gedanklich besser loslassen, ebenso alte Wunden heilen, um wieder Freiheit zu erlangen. Irgendwie möchte er dir sagen: »Steig aus alten Mustern aus und lebe dein Leben frei und voller Lebensfreude. Alles ist möglich, und das Leben kann auch einfach sein.«

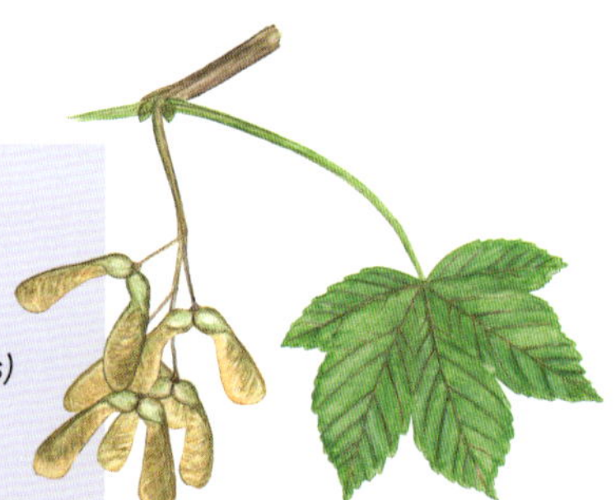

Botanik

- Ahorngewächse; Arten: Spitzahorn *(Acer platanoides)*, Feldahorn *(Acer campestre)*, Bergahorn *(Acer pseudoplatanus)*
- Rinde leicht rissig mit rechteckigen Schuppen
- Blätter: fünf Lappen, beim Spitzahorn spitz auslaufend, unregelmäßig gesägt; das Laub wurde früher als Viehfutter genutzt
- Blüten gelbgrün in aufrechten Büscheln (Spitzahorn), in hängenden Trauben (Bergahorn), aufrechten Rispen (Feldahorn)
- Frucht: 2 geflügelte Nüsse mit langen Rotorblättern

Birke

Betula

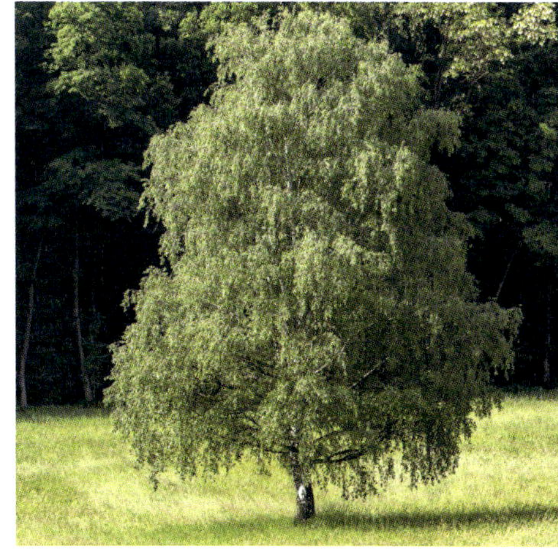

Pflanzenkraft Die Birke ist ein Lichtbaum. Sie steht als Lichtbringerin mit dem Element Feuer und als Baum der keltischen Frühlingsgöttin Brigid auch mit dem Element Wasser in starker Verbindung. Die Birke galt schon immer als magischer Baum. Bei den sibirischen Schamanen war sie sogar der Weltenbaum. Sie ist sehr weiblich und strahlt Leichtigkeit, Flexibilität, Zartheit und den Zauber des Neubeginns aus. Ihre Reinigungskraft ist sowohl grob- als auch feinstofflich spürbar.

Themen Zweiglein zu einem Birkenbesen gebunden eignen sich besonders, um Anhaftungen abzustreifen. Bei Meditationen mit der Birke kann wie bei jedem Baum und jeder Pflanze die grobstoffliche Wirkung auch feinstofflich wahrgenommen werden. Zudem bringt dir die Birke Beweglichkeit und Nachgiebigkeit zurück. Sie fördert durch ihre feinstofflichen Qualitäten auch die Kreativität in dir. Mit ihr fällt es dir auch leicht, das Licht über dein Kronenchakra in dich einfließen zu lassen, welches dich reinigt und mit der universellen Energie auflädt.

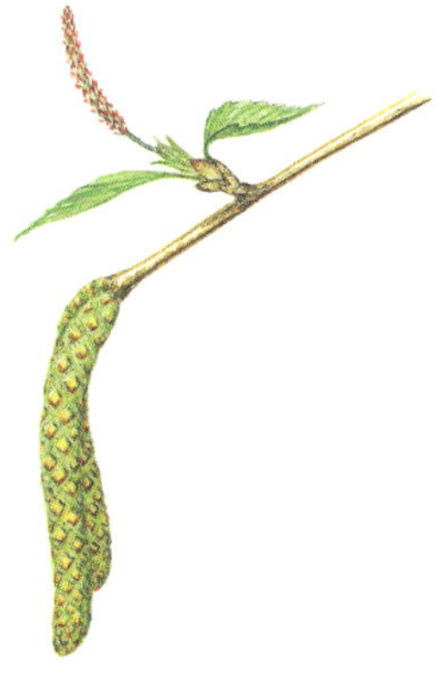

Botanik

- Birkengewächse; Art: Hängebirke *(Betula pendula)*
- wird 90–120 Jahre alt
- weiße Rinde, die später aufplatzt und dunkelgrau wird; die Rinde wurde früher als »Papier« verwendet, etwa für die Abschriften der indischen Veden (Yoga!)
- Blätter: dreieckig mit gesägtem, gezähntem Blattrand
- Blüten: weibliche Kätzchen sind aufrecht, männliche Kätzchen hängend, beide Blüten auf einem Baum
- Frucht: die fruchtenden Kätzchen zerfallen bei der Reife in winzige zweiflügelige Nussfrüchte

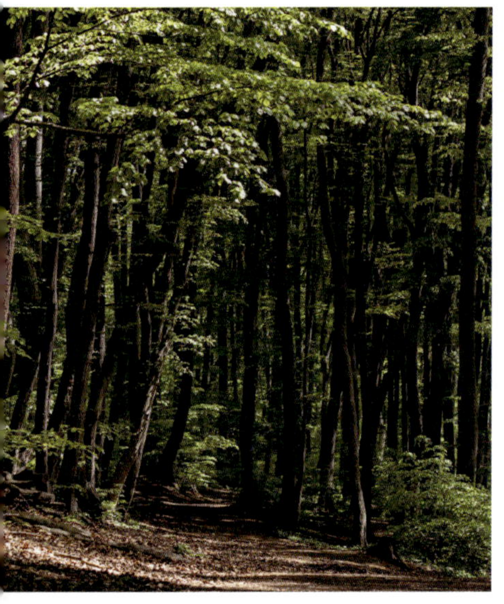

Buche

Fagus

Pflanzenkraft Reine Buchenwälder haben eine besonders mystische Atmosphäre. Sie wurden von den Waldvölkern als heilige Orte betrachtet, weshalb Rituale dort stattfanden. Der Buchenwald hat einen weiblichen Charakter und durch das fast gänzlich geschlossene Blätterdach und die säulenartigen Stämme einerseits einen sehr beschützenden, behütenden Effekt, fast wie in einer Gebärmutter. Andererseits haben wir in einem Buchenwald fast das Gefühl in einer gotischen Kathedrale zu stehen. Die Rinde zeichnet Augen, bei denen man das Gefühl hat, sie wüssten über Vieles Bescheid. Früher wurden Runen in Buchenhölzchen geschnitzt, um sie auszuwerfen und aus ihnen zu lesen. Davon leitet sich auch das Wort »Buchstabe« und schließlich auch das »Buch« ab. Die Buche wird als »Mutter des Waldes« bezeichnet.

Themen Sie birgt die Kraft der Inspiration und der Kreativität in sich und eignet sich wunderbar für Schreib- und Malmeditationen. Bei Fragen an die Geistwelt ist sie eine gute Anlaufstelle, da sie Klarheit bringt. Sie trägt den Geist des Waldes in sich und lässt die Urkraft der Schöpfung spüren. Somit findest du in Buchenwäldern sehr gut in die Verbindung zum Universum.
Nicht umsonst waren die Buchen die Kirchen unserer Ahnen.

Botanik

- Buchengewächse; Art: Rotbuche *(Fagus sylvatica)*
- wird bis zu 300 Jahre alt
- ist ein Schattenkeimer und bildet dunkle Laubwälder mit vielen Frühjahrsblühern
- hellgraue, glatte Rinde
- Blätter oval und am Rand gewellt, sonst fast glatt
- männliche und weibliche Blüten an einem Baum
- Frucht: alle 3–5 Jahre Bucheckern (verholzter Fruchtbecher)
- Frucht: 2 geflügelte Nüsse mit langen Rotorblättern

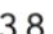

Eiche

Quercus

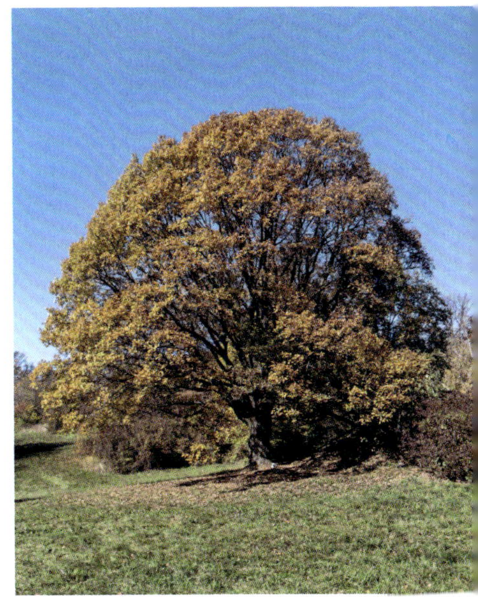

Pflanzenkraft Die Eiche ist ein nährender, kraftspendender Baum, der Mut macht. Sie hat eine starke männliche Energie, die dich gut erden kann. Sie verkörpert den »Erdgott«, den »grünen Mann« oder »Gott des Waldes«. Eichen stehen für das ewige Leben und halfen seit jeher Krankheiten und Schwäche abzustreifen. Schon die alten Griechen glaubten an die Kraft der Eiche, die bei ihnen »Drys« hieß. Die Baumgeister, die in ihnen lebten, waren demnach die Dryaden, auch »Waldnymphen« genannt, deren Lebensdauer mit der der Eiche verknüpft war. Auch die Druiden, die »Eichenkundigen«, waren eng mit der Eiche verbunden und verwendeten die besonders wirksamen Eichenmisteln. Der germanische Gewittergott Donar hatte sogar eine ihm geweihte Eiche. Die Energie der Eiche reicht sehr weit, ihre Aura ist riesengroß. Sie steht für Beständigkeit, auf sie ist Verlass.

Themen Durch ihre Verbindung zu den Mächten des Himmels (und den Blitze schleudernden Göttern Thor, Zeus und Jupiter) kommen Blitzeingaben in Gegenwart der Eiche häufig vor. Für die Blitzeingaben stellst du am besten kurze, prägnante Fragen und bittest um klare Antworten.

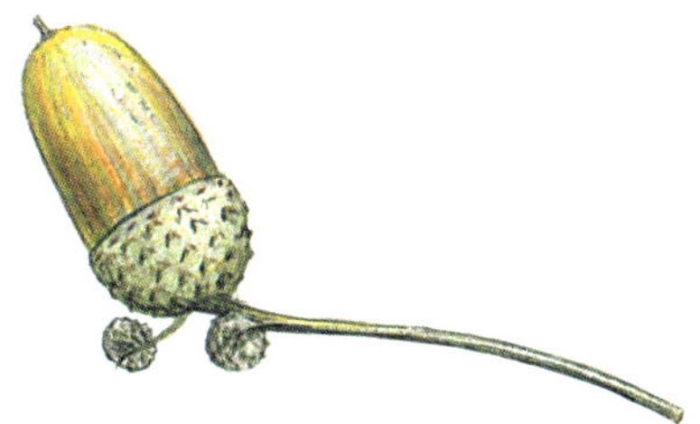

Botanik

- Buchengewächse; Arten: Stieleiche *(Quercus robur)*, Traubeneiche *(Quercus petraea)*
- werden 700–800 Jahre alt und blühen erst mit 30 Jahren
- rissige, graubraune Rinde
- Blätter gelappt
- Frucht: Eicheln, die in einem Fruchtbecher sitzen, wichtiges Futter für Waldtiere

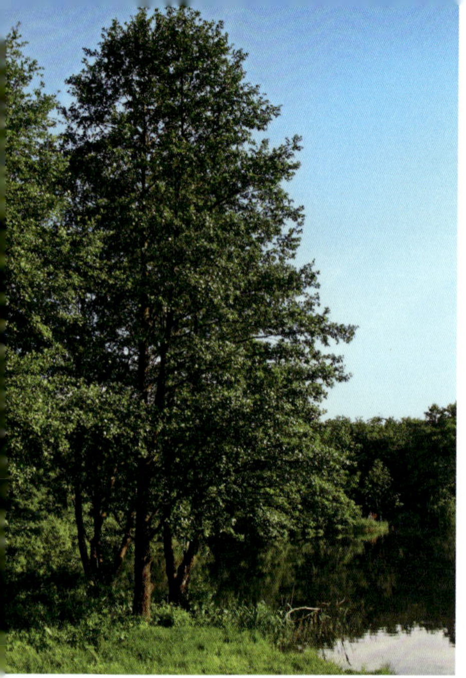

Erle

Alnus

Pflanzenkraft Die Erle hat etwas Mystisches an sich. Sie wächst in Feuchtgebieten in der Nähe von Bachufern und in Auwäldern. Kein Baum wagt sich tiefer in den Sumpf hinein als die Erle. Sie ist mit dem Element Wasser eng verbunden, wurzelt tief und stellt eine gute Verbindung zu den unteren Welten her. Früher wurden die Erlen mit dem »kleinen Volk«, also den Naturwesen in Verbindung gebracht, da Erlen auch in der Nähe von Mooren wachsen. Da die Erle dem keltischen Schutzgott der Reisenden gewidmet war, fertigten Schamanen früher für ihre Reisen sogar Amulette aus Erlenholz an, die sie auf ihren Reisen beschützen sollten.

Themen Wenn du deine Wurzeln stärken möchtest und mehr Erdung brauchst, dann hilft dir die Erle ganz wunderbar dabei. Mit ihr kannst du vielen Geheimnissen auf den Grund gehen, nach deiner Wahrheit suchen und Erkenntnisse für viele Bereiche deines Lebens finden. Mystische Au-Landschaften mit Erlenhainen haben ihre ganz eigene Magie. Lass dich von ihnen verzaubern und in die unteren schamanischen Welten begleiten.

Botanik

- Birkengewächse; Arten: Schwarzerle *(Alnus glutinosa)*, Grauerle *(Alnus incana)*, Grünerle *(Alnus alnobetula)*
- Rinde der Grauerle grau
- oval bis rundliche Blätter, wechselständig einfach gesägt, bei der Grünerle hellgrün, bei der Schwarzerle vorne eingebuchtet
- weibliche und männliche Blütenkätzchen
- Frucht: zapfenartige bis 2 cm lange Fruchtstände, Samen werden übers Wasser vertragen, Besonderheit ist die Symbiose mit Knöllchenbakterien in den Wurzeln, um Stickstoff aus der Luft aufzunehmen

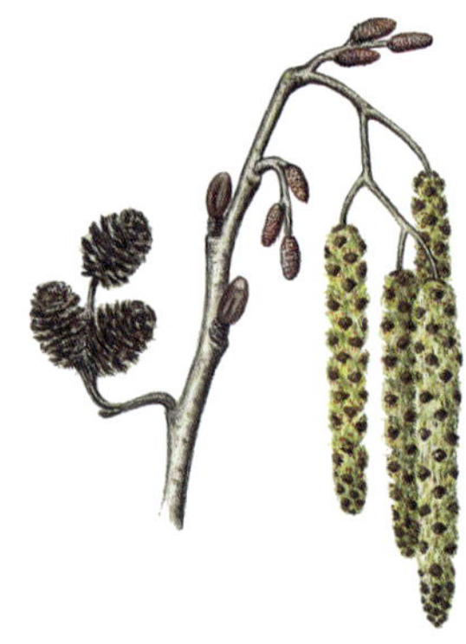

Esche

Fraxinus

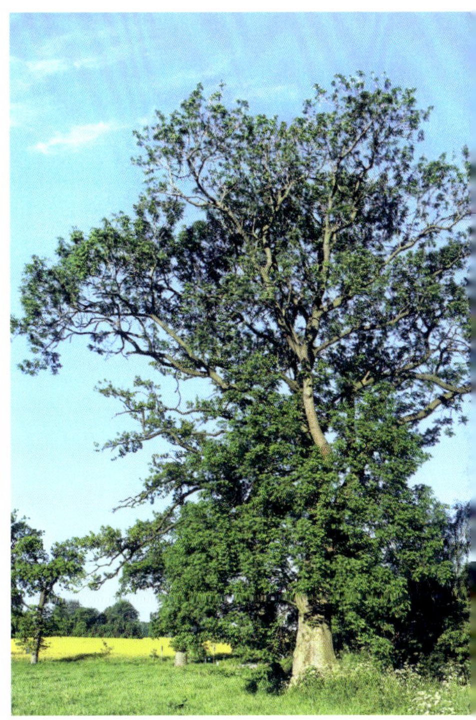

Pflanzenkraft Die Esche verbindet Himmel und Erde und öffnet die Tore zu den drei schamanischen Welten. In der griechischen Mythologie war sie dem Sonnen- und dem Meeresgott zugeordnet. Sie ist ein klassischer Lichtbaum, unheimlich stark und kräftig. Als Hüterbaum des Waldes behütet sie auch dich.

Themen Die Esche kann dir die Verwurzelung mit der Erde, aber auch die Anbindung nach oben geben. Mit ihr spürst du das universelle Geführt-Sein wieder, bist mit der Quelle, dem Ursprung allen Seins verbunden, das dein Urvertrauen stärkt, dass alles zu deinem Besten geschieht. Die Esche hilft dir leichter in ein Gefühl des Ganz-Seins zu kommen und dich als Teil der Natur und »allem, was ist« zu erfahren. Ihre Botschaft ist: »Folge dem Licht in dir«!

Botanik

- Ölbaumgewächse; Art: Gewöhnliche Esche *(Fraxinus Excelsior)*
- Rinde borkig rau, aber feiner gefurcht als bei der Eiche
- Gegenständige Blätter, unpaarig gefiedert
- Knospen schwarz
- geflügelte Nüsse, die in Büscheln hängend angeordnet sind und sich erst spät vom Baum lösen

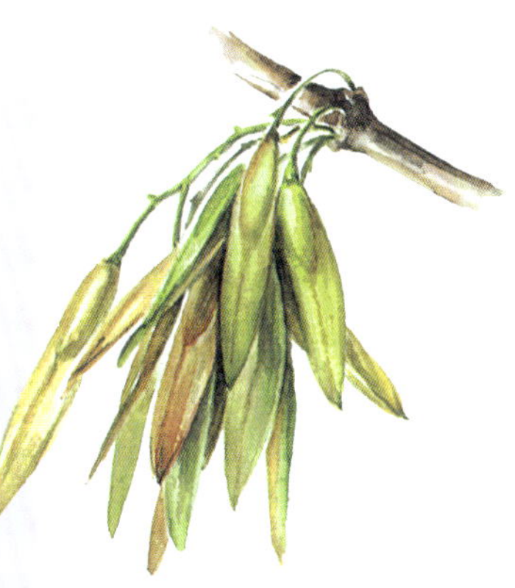

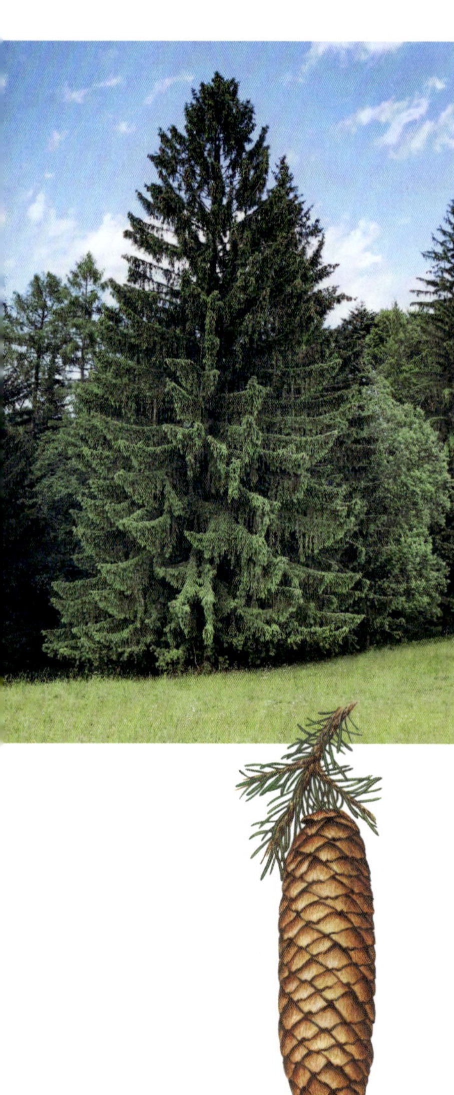

Fichte

Picea

Pflanzenkraft Die Fichte ist die Großmutter des Waldes, eine wahre Trostspenderin und Heilerin. Sie verschließt alte Wunden, sowohl fein- als auch grobstofflich. Denn nicht nur ihr Harz, durch das sie sich auch selbst helfen kann, ist sehr heilsam. Erst wenn man eine allein stehende Fichte erlebt hat und sie nicht nur in den schrecklichen Monokulturen wahrnimmt, wo sie ihre wahre Energie nicht entfalten kann, dann versteht und spürt man ihre magische, großmütterliche Kraft.

Themen »Guten Morgen, Frau Fichte, da bring ich dir die Gichte" ist ein alter Spruch, der uns zeigt, wie wichtig dieser Baum war, um den Menschen Leiden abzunehmen und sie zu heilen. Sie hält dich, schenkt dir Schutz, Geborgenheit, Liebe und Trost. Sie ist ein großartiger Helferbaum.

Botanik

- Kieferngewächse; Art: Gemeine Fichte *(Picea abies)*
- rotbraune Borke
- hängende Zapfen
- stechend spitze Nadeln
- männliche und weibliche Blüten rötlich, alle paar Jahre große Pollenmengen

Linde

Tilia

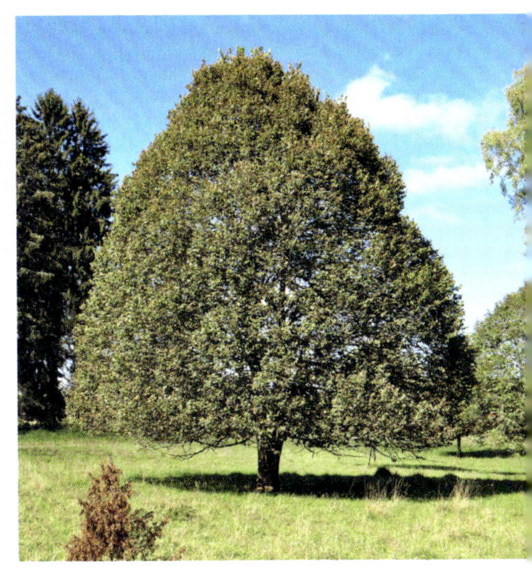

Pflanzenkraft Sie hat ein sanftes, freundliches und herzliches Wesen. Sie bringt die Leute zusammen, lädt zum Tanzen, Feiern und Leben ein und war immer schon ein Ort der Gemeinschaft und Begegnung. Sie ist ein Baum der Liebe und trägt Blätterherzen an den Ästen. Sie besitzt starke Heilkräfte und betört uns rund um die Sommersonnenwende mit ihrem lieblichen Blütenduft, der es leicht macht mit ihr in Verbindung zu treten. Die Linde galt als Schutzbaum und war bei den Germanen der Sitz der Göttin Freya, der Göttin der Liebe und der Ehe. Später wurde Freya im Christentum durch Maria ersetzt, und an vielen Orten werden Marien-Linden verehrt.

Themen Die Linde wirkt auf das Herzchakra und ist ein kraftvoller Schutzbaum. Hier kannst du deine Sorgen lassen und Leichtigkeit erfahren. Und auch Entspannung und Ruhe findest du ganz sicher unter einer Linde.

Botanik

- Lindengewächse; Arten: Sommerlinde *(Tilia platyphyllos)*, Winterlinde *(Tilia cordata)*
- mit Vorblatt verwachsene Blütenblätter
- rissige Rinde
- Blätter herzförmig: bei der Winterlinde braune Haarbüschel an der Blattunterseite, Sommerlinde mit weißen Haarbüscheln an der Blattunterseite
- Frucht: kleine Samen mit Hochblatt, die vom Wind vertragen werden

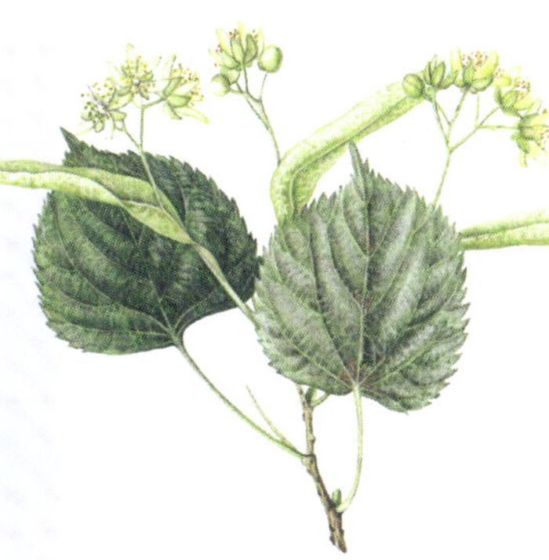

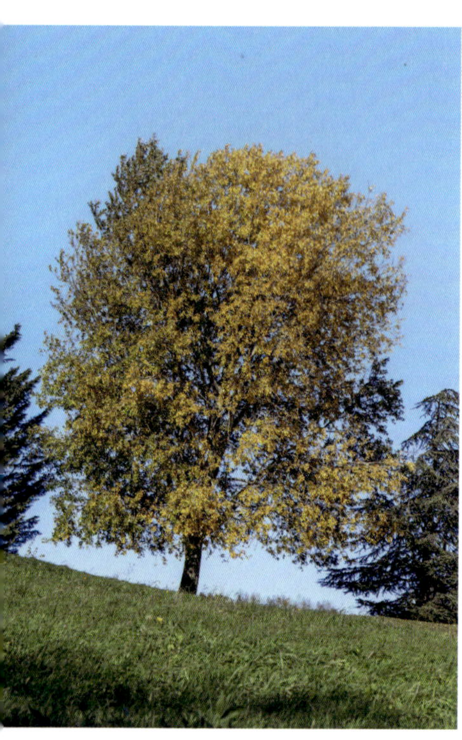

Pappel

Populus

Pflanzenkraft Schon im antiken Griechenland hatte die Pappel besondere Bedeutung, kommt in mehreren Sagen vor und galt als Orakelbaum. Die Pappelknospen waren neben diversen halluzinogenen Pflanzen, wie z. B. Tollkirsche oder Bilsenkraut, Bestandteil von Hexenflugsalben. Die Pappel ist auch ein Baum, der starken Wasserbezug hat und vor allem im Auwald wächst.

Themen Die Pappel hilft dir ins Tun zu kommen, deine Ziele zu verfolgen und hier auch das nötige Selbstvertrauen zu haben, dass du alles schaffen kannst. Mit ihrer Unterstützung kannst du von dir gesteckte Grenzen sprengen und über dich selbst hinauswachsen.

Botanik

- Weidengewächse; Arten: Schwarzpappel *(Populus nigra)*, Silberpappel *(Populus alba)*,
- rautenförmige, spitz zulaufende Blätter
- Blattunterseite der Silberpappel ist weiß behaart
- weibliche und männliche Bäume
- die männlichen Kätzchen sind rot
- Frucht: Samen mit weißen, dünnen Haaren (Pappelwolle), die durch den Wind bis zu 15 km weit verbreitet werden können

Weide

Salix

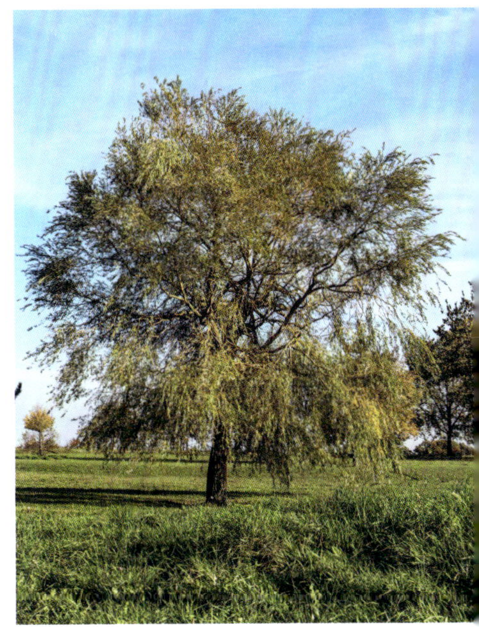

Pflanzenkraft Durch ihre Qualität des stetigen Sterbens und wieder Austreibens ist sie sehr stark mit dem Zyklus des Lebens und mit dem Thema Wiedergeburt verbunden. Bei Ritualen zu den Jahreskreisfesten ist sie vor allem zu Ostara sehr präsent. Ihr Bezug zum Wasser zeigt ihre zutiefst weibliche Seele und kann so auch bei typischen Frauenbeschwerden hilfreich sein. In ihrer Gegenwart fällt es leichter mit den Elementarwesen des Wassers in Verbindung zu treten.

Themen Sie fordert dich richtiggehend auf, dich dem Fluss des Lebens hinzugeben und nicht mit voller Kraft dagegen zu schwimmen. Dazu braucht es aber viel Vertrauen, das dir die Weide durchaus geben kann. So spendet sie auch Trost, um Trauer und Abschiede zu überwinden, und hilft dir, wenn du es möchtest, einen Neuanfang zu starten und deine alten Kleider abzulegen.

Botanik

- Weidengewächse; Art: Sal-Weide *(Salix caprea)*
- Rinde borkig rau, oft mehrere Stämme bildend
- Blätter: Rand gekerbt, gewellt oder glatt
- männliche und weibliche Bäume
- die braunen Knospenschuppen der Blüten brechen schon früh auf
- weibliche Blütenkätzchen mit gelben Staubbeuteln, männliche mit behaarten Samen, die vom Wind vertragen werden

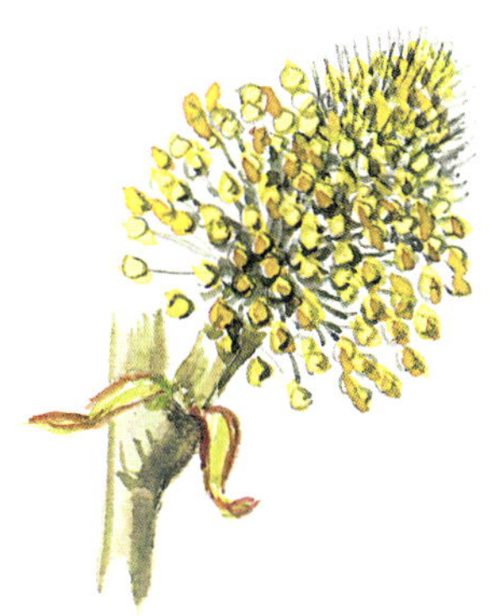

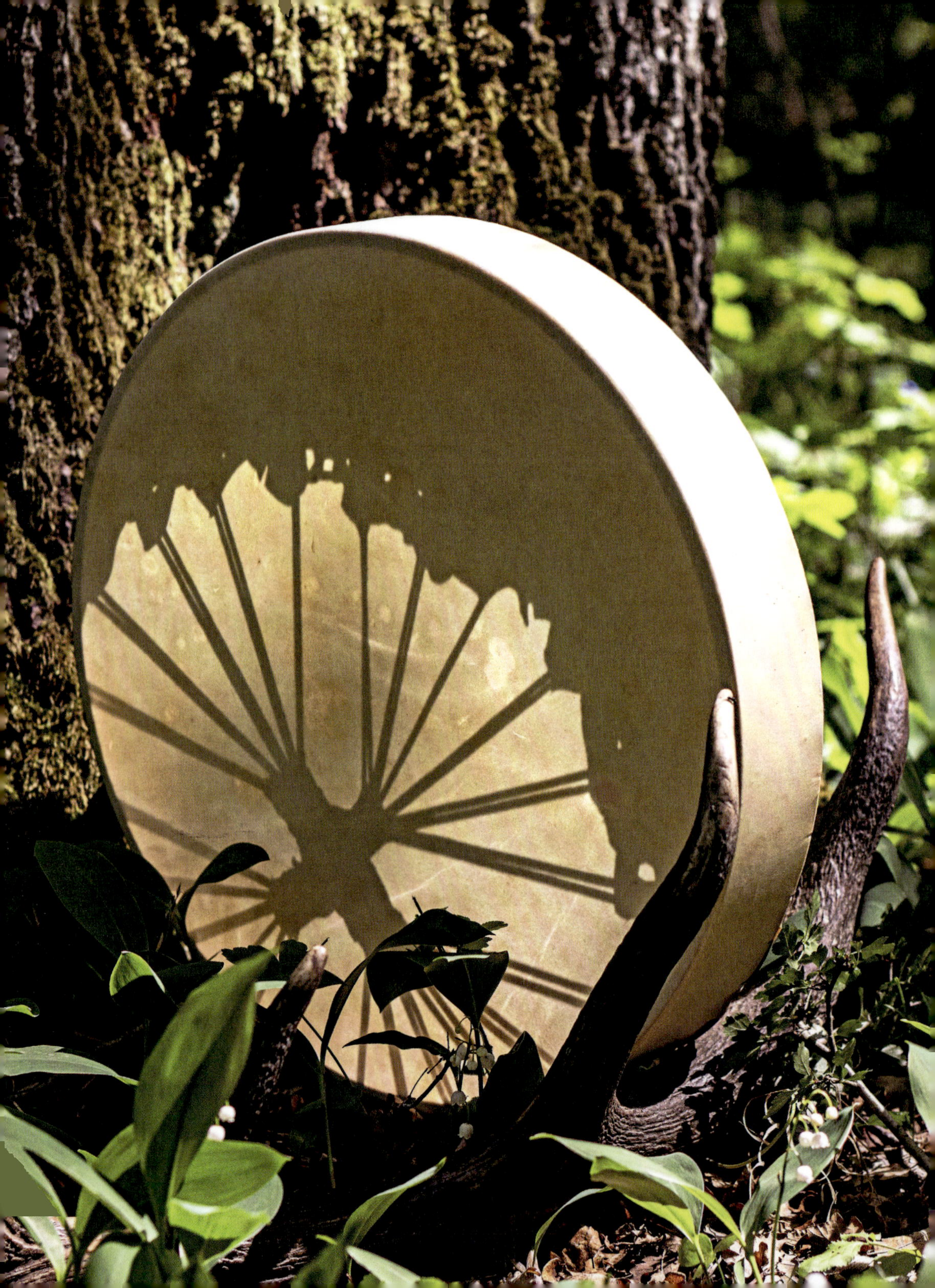

Elemente der Natur und Waldrituale

Erde, Luft, Feuer und Wasser sind zentrale Kräfte in der Natur und stehen mit allen Elementen des Waldes in Verbindung. Du kannst sie auch unabhängig von deinen Yogaübungen bei Jahreskreisfesten, Zeremonien oder Ritualen bewusst wahrnehmen und für dich nutzen. Dich mit einem Pflanzengeist oder Helfertier zu verbinden ist eine wundervolle Erfahrung und kann deine Asanas bereichern und dich darüber hinaus in jeder Lebenslage unterstützen.

Die vier Elemente

Wie bei jedem klassischen Ritual kannst du die Elemente und Elementarwesen bitten dich bei deinem Waldyoga-Programm zu unterstützen, dich zu leiten und zu führen und dich mit ihrer ureigenen Kraft zu stärken.

Schon die Wahl deines Yogaplatzes und Kraftortes hat Einfluss auf deine Übungen, je nach Wirkung der Elemente, die an diesem Platz vorherrschen. Interessanterweise sind alle Pflanzen von den vier Elementen geprägt: Sie keimen in der Erde, brauchen Wasser, um zu leben und bestehen zu einem großen Teil aus Wasser, nehmen CO_2 aus der Luft auf und produzieren Sauerstoff – und das alles funktioniert nur unter dem Element Feuer, in Form von Sonnenenergie.

Auch wir Menschen sind über das Aufnehmen von Nahrung und Wasser, die Atmung und die Aufnahme und Abgabe von Wärme immer mit den vier Elementen und damit auch mit den Elementarwesen verbunden. Diese bringen sich z. B. in Form von Regen, Wind, Sonne, Gesteinen, Flüssen und Seen zum Ausdruck. Wir dürfen sie aber nicht nur mit den materiellen Substanzen gleichsetzen, sondern sollten vor allem ihre schöpferische Urkraft wahrnehmen.

Die vier Elemente werden von jeher in diesem Zusammenhang verehrt und nehmen eine wichtige Stellung bei den Ritualen ein. Sie sind den vier Himmelsrichtungen zugeordnet und werden gemeinsam mit ihnen angerufen.

Erde

Himmelsrichtung: Norden
Farbe: Grün, Braun
Jahreszeit: Winter
Fest: Wintersonnenwende, Imbolc
Naturwesen: Erdgeister, Gnome, Kobolde, Zwerge
Symbole: Erde, Ton, Steine, Edelsteine, Wurzeln, Sand

Luft

Himmelsrichtung: Osten
Farbe: Gelb, Weiß
Jahreszeit: Frühling
Fest: Ostara, Beltane
Naturwesen: Luftgeister, Sylphen, Luftfeen, Engel
Symbole: Federn, Räucherwerk, Instrumente, Wolken

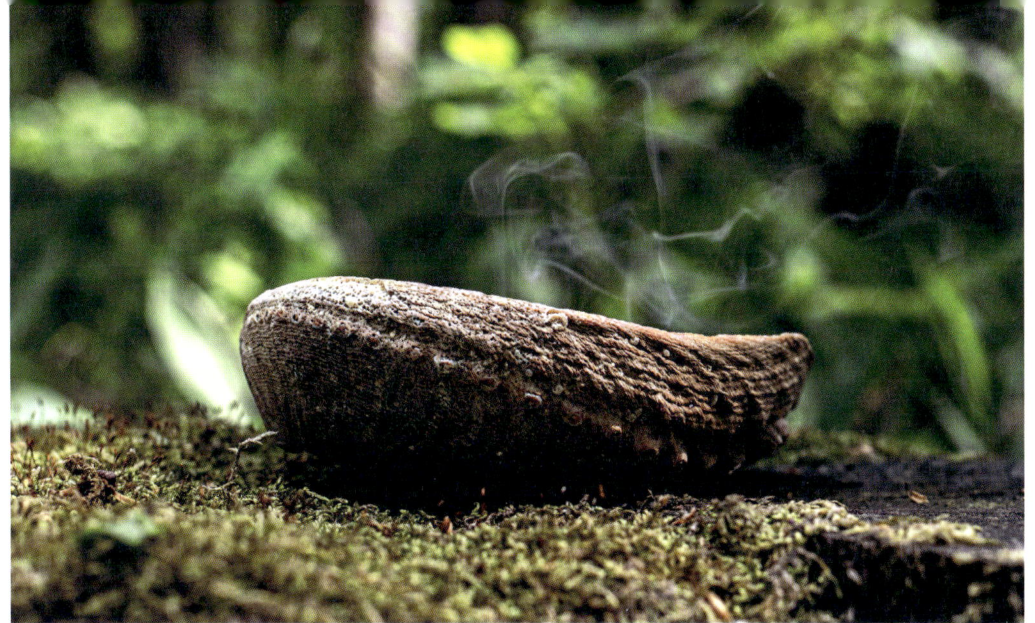

▲ Beziehe in Waldrituale ganz gezielt die Elemente mit ein. Bitte sie z. B. in Form einer Räucherung um Unterstützung.

Feuer

Himmelsrichtung: Süden
Farbe: Rot
Jahreszeit: Sommer
Fest: Sommersonnenwende, Lughnasar
Naturwesen: Feuergeister, Salamander, Alben, Feuerdevas
Symbole: Kerzen, Brot, Sonne, Drachen

Wasser

Himmelsrichtung: Westen
Farbe: Blau
Jahreszeit: Herbst
Fest: Mabon, Samhain
Naturwesen: Wassergeister, Udinen, Nixen
Symbole: Wasserschüssel, Muscheln, Wassertiere

Gestalte dir dein persönliches kleines Waldritual, egal zu welchem Anlass. Vielleicht möchtest du allein oder mit anderen im Wald ein Jahreskreisfest feiern, oder aber auch ein Willkommensritual für ein Kind, eine Verabschiedung oder eine neue Verbindung zelebrieren. Ein Ritual eignet sich aber auch, um dem Wald, seinen Bewohnern und dem Baum, an dem du geübt hast, zu danken. Eine Baumzeremonie ist ein wunderschönes Ritual, bei dem du vollkommen in die Energie deines Baumes eintauchen kannst und auch die Möglichkeit hast, ihn um etwas zu bitten oder ihm zu danken. Hierfür kannst du z.B. Mandalas legen und auch Räucherwerk verwenden. Die Jahreskreisfeste bieten feste Themen, die du, wenn es für dich stimmig ist, aufgreifen und in dein Waldyoga-Programm integrieren kannst.

ÜBUNG

BAUMZEREMONIE

- **Wähle für deine Zeremonie einen Baum,** der dir im Moment wichtig ist, dem du danken möchtest, von dem du Hilfe erbittest oder der vielleicht auch deine Hilfe braucht. Das kann ein Baum im Park oder in deinem Garten sein.

- **Bringe etwas Quellwasser mit,** welches du während der Zeremonie segnen kannst. Sammle Dinge aus dem Wald, um deinen Ritualplatz zu schmücken, vielleicht möchtest du aus diesen mitgebrachten Dingen ein kleines Mandala für den Baum legen. Gehe mit deinen Geschenken speziell auf den Baum (die Baumgattung) ein, dem du diese Zeremonie widmest.

- **Bringe z.B. Fichtenwipfelhonig** zur Fichte mit. Sprich deine Intention für die Zeremonie gerne laut aus, singe Lieder, sprich ein Mantra oder meditiere einige Zeit zu deinem Thema. Lasse etwas für den Baum da oder begieße ihn zum Abschluss mit dem von dir gesegneten Quellwasser.

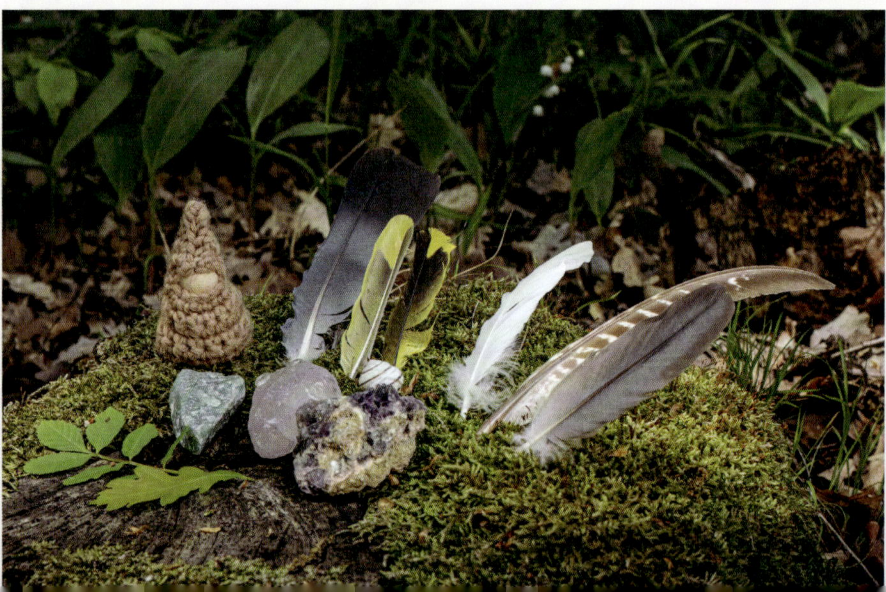

Der Jahreskreis im Wald

Die Lebenskraft einer Pflanze ist in unseren Breiten sehr von der Jahreszeit beeinflusst. Im Winter sind die Vitalkräfte der Pflanzen nicht so stark wie im Sommer. Jede Jahreszeit hat ihren Reiz, und Waldyoga kannst du das ganze Jahr über praktizieren. Lass dich von vermeintlich schlechtem Wetter nicht abhalten, denn gerade dieses sogenannte schlechte Wetter kann dir wunderschöne Walderlebnisse und Stimmungen bescheren.

Nicht nur die abwechslungsreiche Vegetation kannst du in die Jahreskreisfeste mit einbeziehen, sondern auch in die besondere Thematik und Qualität der Phase des Jahres hineinspüren. Dein Waldyoga-Erlebnis wird somit fast täglich anders sein, du wirst den Wald ganz bewusst in seiner Vielfalt und die Natur im Kreislauf des Jahres wahrnehmen lernen. Je nach Jahreszeit werden sich dir auch verschiedene Tiere zeigen, Pflanzen präsent sein und sich in unterschiedlichen Meditationen, Übungen und Yoga-Asanas als passend erweisen. So bist Du in deinem Waldyoga-Erlebnis optimal begleitet.

Wir kennen acht keltische Jahreskreisfeste, die aus einer Zeit stammen, in der wir noch sehr eng mit der Natur gelebt und gewirkt haben. Fast alle wurden mehr oder weniger vom Christentum übernommen, umbenannt und uminterpretiert. Es gibt vier Sonnenfeste, deren Termine fix vorgegeben sind, und vier Mondfeste, die sich nach den Mondphasen (Vollmond und Neumond) richten.

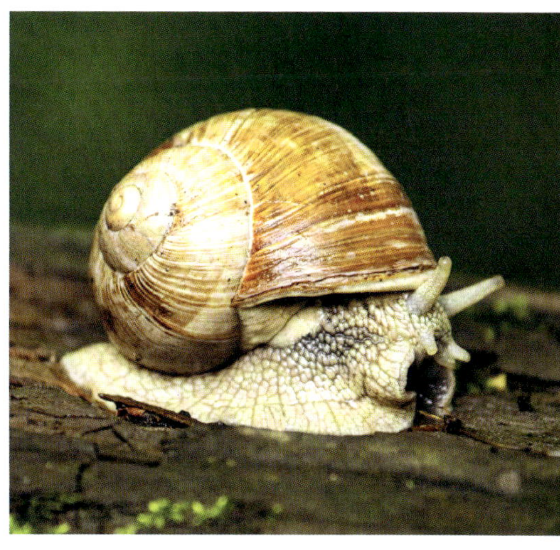

▴ Jede Jahreszeit mit ihren Besonderheiten achtsam wahrnehmen.

SONNENFESTE

Ostara

Frühlings-Tag-und-Nacht-Gleiche – Um den 21. März wird das Fest des neuen Lebens, des Frühlings und des Wachstums gefeiert. Visionen, die wir zu Imbolc hatten, dürfen nun langsam in die Umsetzung kommen. Der gekeimte Samen darf nun zu wachsen beginnen. Das übernommene christliche Osterfest findet immer am Sonntag nach dem ersten Vollmond nach der Frühlings-Tag-und-Nacht-Gleiche statt. In der Natur beginnen die Frühblüher, wie Birke, Haselnuss und Kornelkirsche, zu blühen und die zarten Frühlingsfarben beginnen unser Leben wieder bunter zu machen. Auch der Hase hat als Begleiter der Frühjahrsgöttin eine besondere Bedeutung. Bei den Kelten waren die Naturwesen beim Ostarafest von besonderer Wichtigkeit, da man meinte, der Frühling käme aus der Erde, durch die Eingänge ihrer Behausungen. Gerade zum Osterfest gibt es viel überliefertes Brauchtum aus früherer Zeit, wie z.B. der Palmbuschen, das Osterfeuer und schließlich auch das »Oster«ei, welches ein Ursymbol der Fruchtbarkeit und des Lebens ist.

Litha

Sommersonnenwende/Mittsommer – Um den 21. Juni wird das Fest des längsten Tages im Jahr zelebriert. Sie ist der astronomische Sommerbeginn und die Zeit der stärksten Sonneneinstrahlung. Wie der Name schon sagt, ist es aber auch ein Wendepunkt im Jahr, an dem wir zurückschauen können und gleichzeitig noch eine Jahreshälfte vor uns haben. Symbolisch wird das in der Doppelspirale ausgedrückt. Rund um die Sommersonnenwende blühen sehr heilkräftige Pflanzen und das Wetter spielt in Form von Trockenheit und Gewittern oft verrückt. Bei den Sonnwendfeiern wurde immer schon die Kraft der Sonne durch das Feuer symbolisiert und verehrt. Bei den Kelten wurde auch oft die Eiche in das Zentrum des Festes gestellt und der Eichenkönig mit Eichenkrone bei den »Eichenfesten« gefeiert. Wie auch bei den anderen Jahreskreisfesten sind die Tore zu den anderen Welten zur Sommersonnenwende weit offen und die zu dieser Zeit oft vorkommenden Glühwürmchen zeigen die Anwesenheit der Naturwesen an, wie Elfen, Gnome, Zwerge und Feen an. Viele christliche Festtage reihen sich rund um die Sommersonnenwende aneinander. Abgesehen vom Sonnwendfeuer wurden auch die Sonnwendkräuter- oder Wetterbuschen mit den klassischen Räucherkräutern Johanniskraut, Alant, Königskerze und Arnika und die Sonnenräder in den Alpen als Rituale bis in die heutige Zeit übernommen. Frage dich, was bis zu diesem Wendepunkt im Jahr so verlaufen ist, wie du es dir gewünscht hast. Was entspricht nicht so deinen Erwartungen? Noch ist genug Zeit den Kurs zu ändern.

► Der Sommer besticht durch seine Farben und heilkräftigen Kräuter, die als Sonnwendkräuter oder Wetterbuschen zum Einsatz kommen.

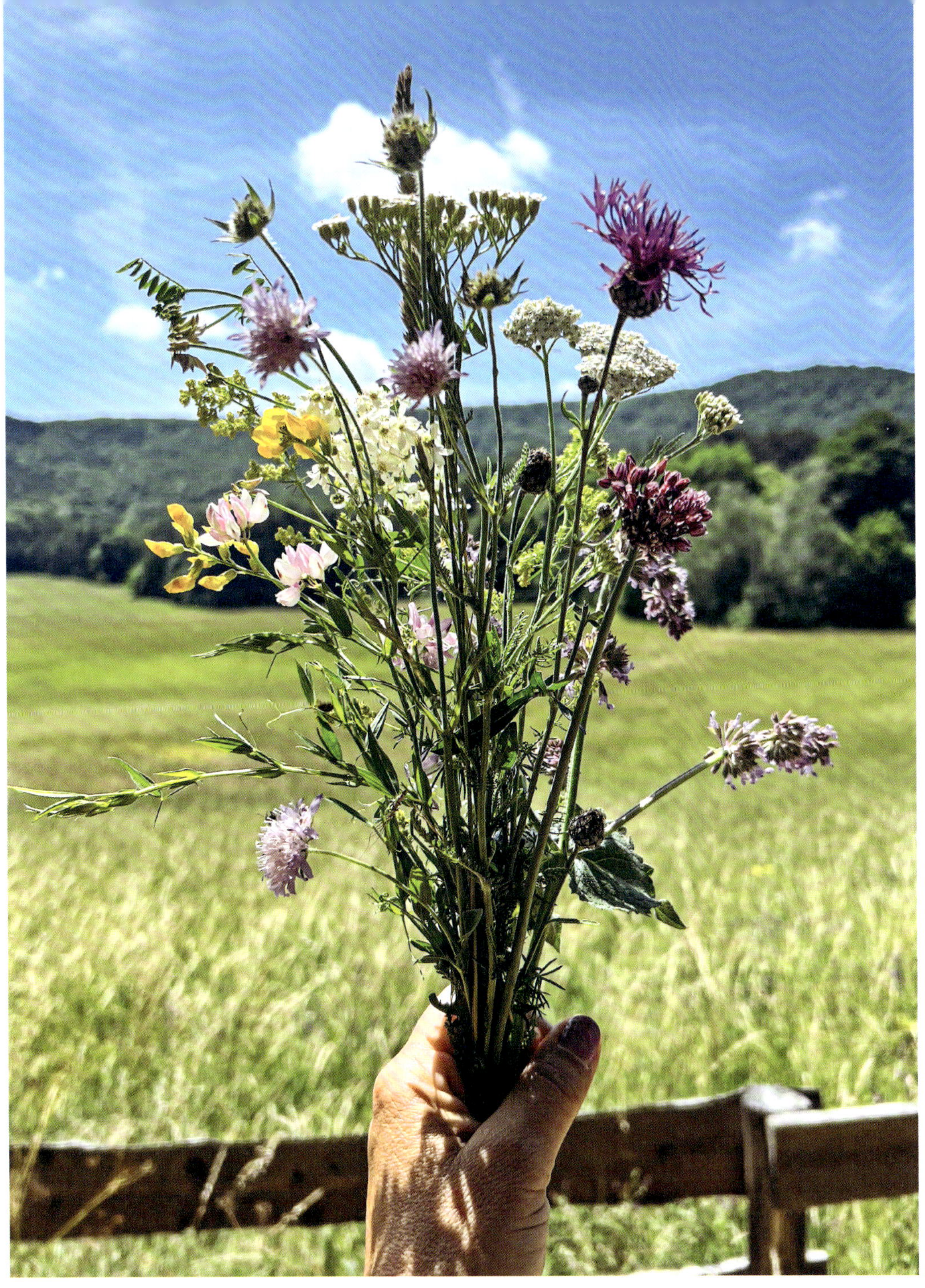

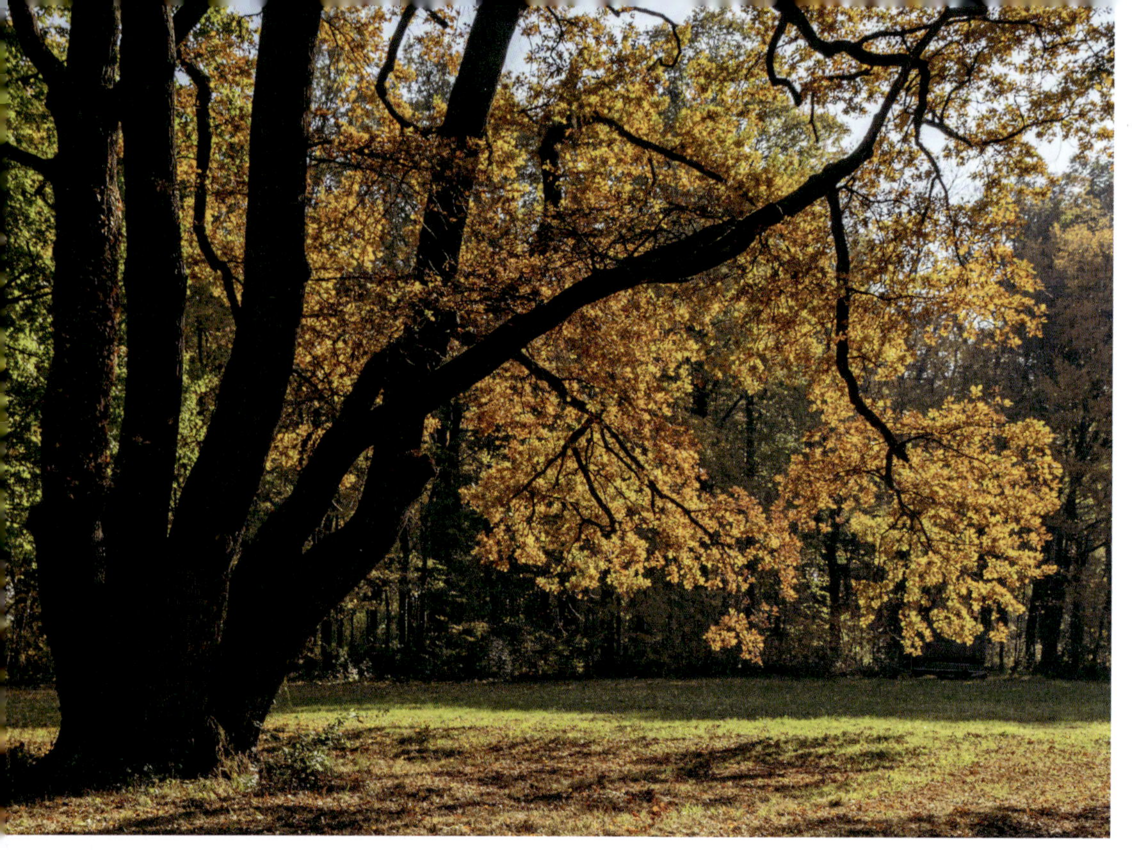

▲ Die herbstlich gelben Blätter kündigen den Rückzug der Natur an. Der ideale Zeitpunkt in sich zu gehen und das Jahr langsam Revue passieren zu lassen.

Mabon

Herbst-Tag-und-Nacht-Gleiche – 21.–23. September: Zu diesem Termin beginnt der Herbst und damit auch der Rückzug der Natur. Es herrscht ein Gleichgewicht zwischen Hell und Dunkel. Es ist Zeit Mutter Erde für die heurige Ernte zu danken. Noch einmal zeigt sich die Natur in voller Pracht und leuchtenden Farben. Als überliefertes Brauchtum aus den Alpen kennen wir noch den Almabtrieb und den Altweibersommer. Der Wald mit all seinen reifen Beeren und Pilzen stärkt uns noch einmal, bevor die Wintermonate näher rücken. Marmeladen werden eingekocht, Kürbis- und Erntedankfeste gefeiert. Vielleicht möchtest du dir zu dieser Zeit auch die Frage stellen, inwieweit du dich im Gleichgewicht befindest? Wofür bist du von Herzen dankbar und kannst dein persönliches Dankesritual gestalten? Wie möchtest du dich auf die dunkle Jahreszeit vorbereiten und was möchtest du aus dem erntereichen Sommer mitnehmen?

Julfest

Wintersonnenwende/Weihnachten – 20.–22. Dezember: In der längsten Nacht des Jahres werden die Wiederkehr des Lichtes und die Geburt des Sonnengottes gefeiert. Dieses Jahreskreisfest ist auf der ganzen Welt bekannt. Früher wurde das Fest »Modranith«, die Nacht der gebärenden Mütter genannt, und meinte damit, dass die Dunkelheit das Lichtkind gebiert. Auch dieses Fest ist ein Wendepunkt und gleichzeitig Winterbeginn. In der Natur sind nur die immergrünen Gehölze geblieben, und die Farben Rot, Grün und Weiß, die etwa bei den Eiben, Stechpalmen und Misteln vorkommen, waren immer schon in der Symbolik enthalten und wurden für das Weihnachtsfest übernommen. Die an die Wintersonnenwende anschließenden zwölf heiligen Nächte, die Raunächte, gelten als Zwischenzeiten, wo alles stillstand und die Verbindung zur Anderswelt besonders gut hergestellt werden konnte. Räucherungen können deine Rituale rund um die Wintersonnenwende und die Raunächte wunderbar begleiten. Fragen, die du dir zur Wintersonnenwende oder den Raunächten stellen kannst, sind etwa: Was darf durch mich im kommenden Jahr geboren werden? Wie geht es mir mit der Dunkelheit? Was bedeutet diese für mich? Wo und wie kann ich als Licht hell erstrahlen? Was brauche ich, um mein Licht leuchten zu lassen?

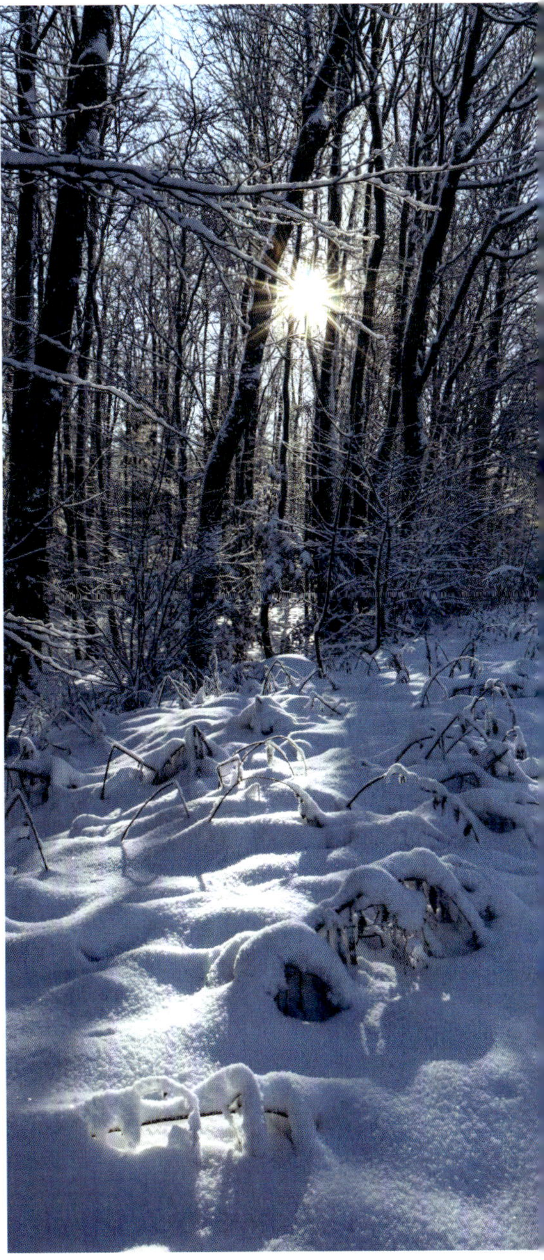

▸ In den Raunächten kommt die Welt zum Stillstand – nutze die Ruhe und Stille für die Selbstreflexion.

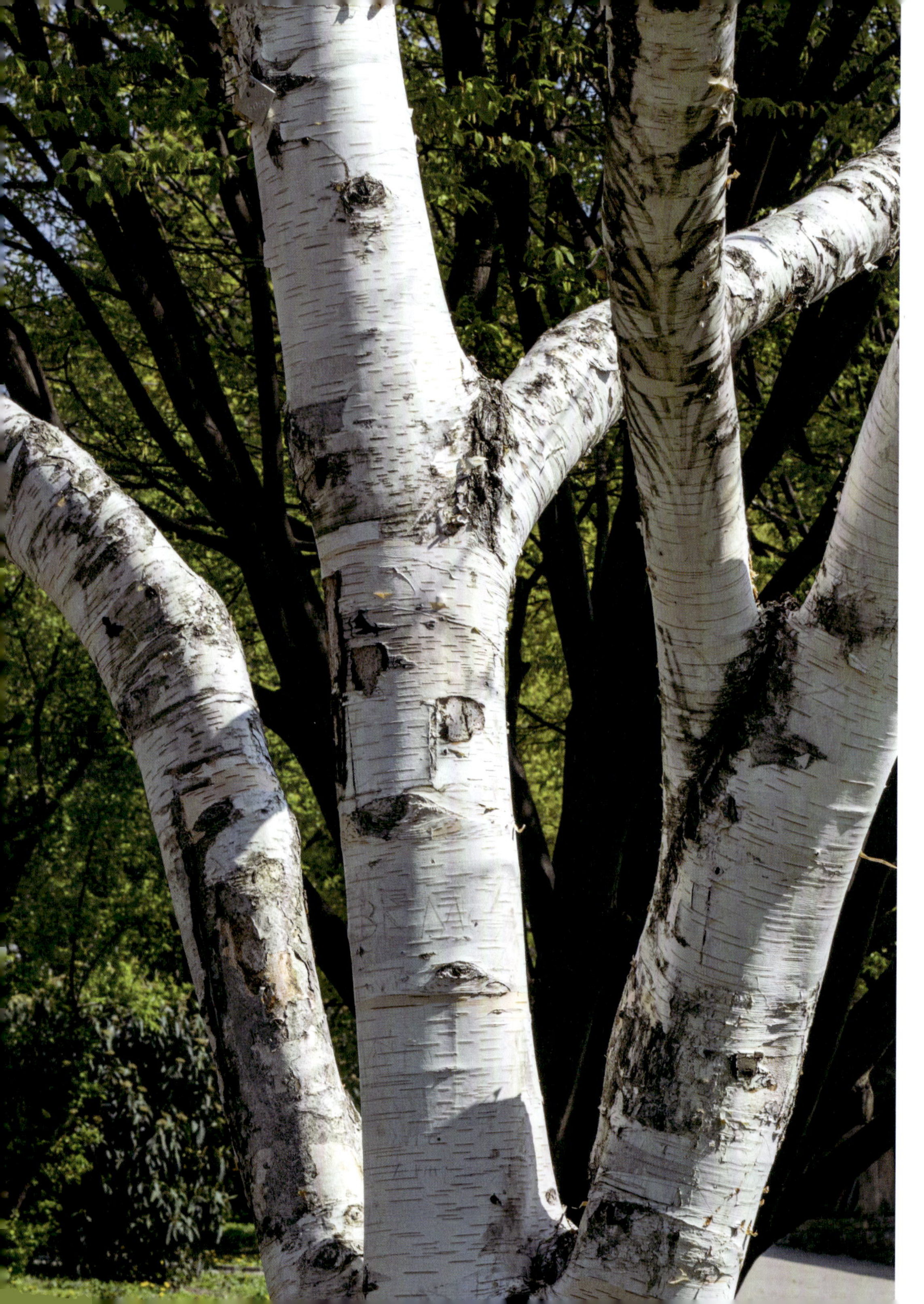

MONDFESTE

Imbolc

Lichtmess – 2. Februar: Das keltische Fest des Neubeginns und des Lichts wurde ziemlich sicher bei zunehmender Mondphase an den ersten Februartagen gefeiert. Das Fest war der Göttin Brigid gewidmet und meint die »hell Leuchtende«. Reinigungsrituale wurden abgehalten und Kerzen für das gesamte Jahr geweiht. Das christliche Fest Mariä Lichtmess zeigte das endgültige Ende der Weihnachtszeit an. Es beginnt die Zeit des Keimens, sowohl in der Natur als auch im übertragenen Sinn im Menschen. Zu dieser Zeit überwiegt an manchen Tagen noch das Alte, also der Winter, an anderen Tagen können wir schon ganz deutlich das Neue, den Frühling, wahrnehmen und unsere Visionen klarer sehen. Langsam spürt man, dass die Sonne kräftiger wird. Die Pflanzen, wie das weiße Schneeglöckchen, und die zarte Birke stehen bei diesem Fest im Mittelpunkt. Die reinigende, klärende Birke darf nun rituell durch Rütteln geweckt werden, und Lichtertänze und Lichterfeste rund um die Birke werden veranstaltet, um das Licht zu begrüßen. Vielleicht magst du dich fragen, welchen Samen du nun zum Keimen bringen möchtest? Wo bedarf es noch einer Reinigung, um unbeschwert in die Zukunft zu blicken?

Beltane

Walpurgisnacht – 30. April oder Vollmond im Mai: Fest der Lebensfreude, Fruchtbarkeit und Sexualität. Die Natur ist vollends erwacht und es stehen die Weiblichkeit und die Männlichkeit in ihrer ursprünglichen, wilden und sinnlichen Vereinigung im Mittelpunkt. Dieses Fest wurde nicht von der Kirche übernommen. Auch die Pflanzenwelt zeigt sich im Hochzeitskleid, Mutter Erde ist nun sehr kraftvoll und nährt die Natur. Am Waldrand blühen die Heckensträucher, die Tierwelt pflanzt sich fort und im Wald herrscht große Betriebsamkeit. Mit dieser bunten, lebendigen und fröhlichen

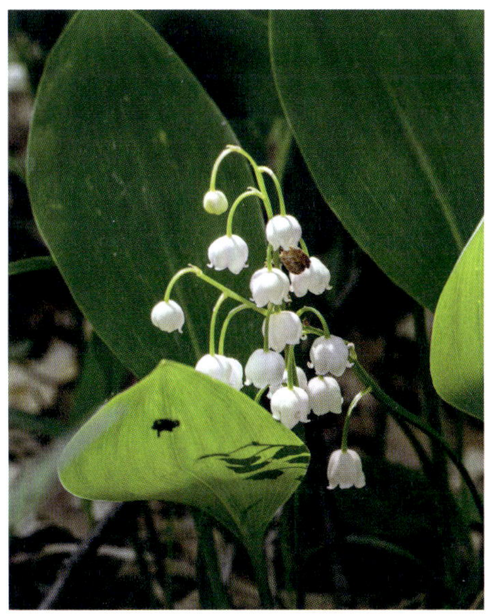

► Das Maiglöckchen blüht zum Fest der Lebensfreude.

◄ Die Wintermonate sind vorüber. Jetzt beginnt die Zeit des Keimens. Was bedeutet dieser Neubeginn für dein Leben?

Grundstimmung feiern auch die Naturwesenheiten im Mai und bereichern dich mit ihrer freudigen Energie. Diese Zeit lädt dich ein, deine eigenen männlichen und weiblichen Aspekte zu vereinen, auszugleichen und in Harmonie schwingen zu lassen. Yin Yoga z. B. könnte einen männlichen Yang-Überhang, den unser schnelles Alltagsleben oft bringt, ausgleichen. Das Fest gibt dir auch die Kraft, über den eigenen Tellerrand hinauszublicken und eventuell eigene Grenzen zu sprengen.

Lughnasad

Lammas – 1.–15. August: Der Name des Festes kommt aus dem Gälischen, vom Sonnengott Lugh. Das Fest der Schnitterin ist eine Zeit des Loslösens, des Abtrennens, aber auch des Erntens. Es wird am besten in der Zeit des abnehmenden Mondes, im August, gefeiert. Etabliert haben sich die recht frühen Termine 31. Juli und 1. August. Während dieser Zeit wurden früher und werden auch heute noch die heilkräftigsten Kräuter des ganzen Jahres und auch der Vorrat für den Winter gesammelt. Früher nannte man das Fest auch Brotfest, da hier das erste Brot aus dem neuen Getreide gebacken werden konnte. So wie auch das Getreide geschnitten wird, lädt dich dieses Fest ein, alte Verbindungen zu trennen. Bei diesem Jahreskreisfest kannst du dich fragen, was du nun schon ernten darfst und welche Saat, die du im Frühjahr gesät hast, vielleicht nicht so gut aufgegangen ist, wie du erhofft hattest. Welche Erkenntnisse kann dir das für die Zukunft bringen? Was nährt dich nicht mehr und darf mit all seinen Verstrickungen abgetrennt werden?

Samhain

Allerheiligen, Allerseelen, Halloween – 31. Oktober–1. November: Das Fest der Ahnen und der Wurzeln ist ein Neumondfest, das entweder zum Oktoberneumond oder Novemberneumond gefeiert wird. Neuheidnisch fixiert hat sich aber die Nacht vom 31. Oktober auf den 1. November. Der vergangene goldene Herbst beginnt sich in den nebligen Spätherbst zu verwandeln. Bei den Kelten war dieses Fest der Beginn des Winters, der Jahresnacht. Nun zieht sich die Natur endgültig zurück, es bleiben die Wurzeln und Samen in der Erde, die einen weiteren Lebenszyklus im neuen Jahr sicherstellen. Die Tore zu den Verstorbenen, unseren Ahnen, und damit unseren eigenen Wurzeln, stehen jetzt weit offen. Ein idealer Zeitpunkt, um in Kontakt zu treten. In der Natur können nun noch heilkräftige Wurzeln für Zubereitungen oder Wurzelamulette geerntet werden, da die Pflanzen sich in die Wurzeln zurückziehen. Mit Allerheiligen und Allerseelen wurde auch dieses Fest von den Christen übernommen. Kinderumzüge mit erleuchteten Rübengeistern gab es übrigens schon lange, bevor der orangefarbene Kürbis aus Amerika das Halloweenfest zu uns brachte. Die Bäume können dich die Wurzelkraft besonders gut spüren lassen. Im Wald bei deinem Baum kannst du dich fragen, was dich gut verwurzeln lässt. Was brauchst du, um gut geerdet zu sein? Was wurde dir schon von deinen Ahnen schon mitgegeben, um gut durchs Leben zu kommen, mit all deinen Talenten, Ideen und Möglichkeiten? Welche Aspekte des Lichts möchtest du in die gemütliche, dunkle Zeit des Jahres mitnehmen?

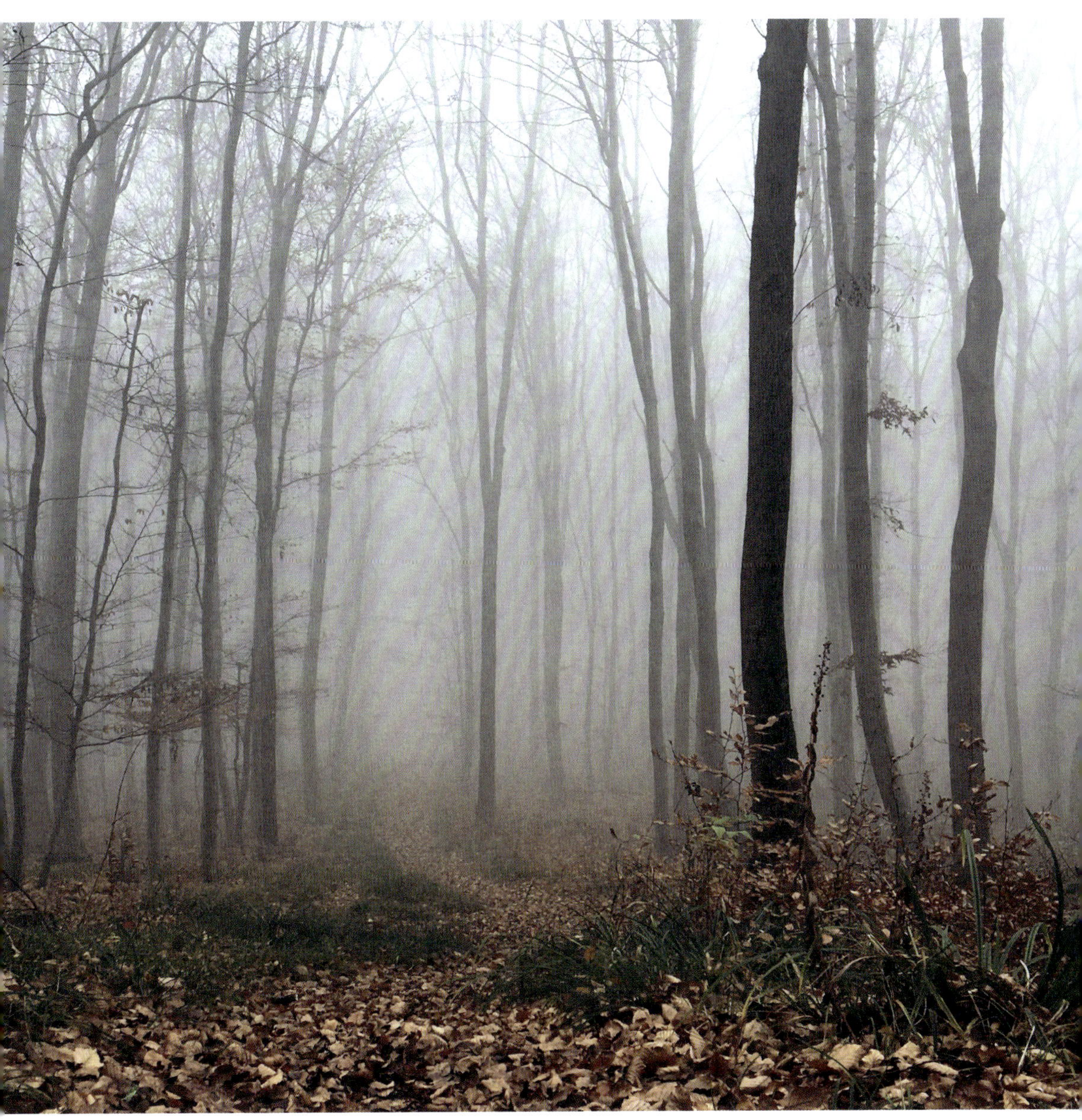

▲ Zu Samhain können wir den Kontakt zu unseren Verstorbenen besonders gut herstellen, da sich der Vorhang zur Anderswelt lichtet.

Begegnungen mit Pflanzen, Tieren und Naturwesen

Vielleicht begegnet dir bei einem deiner Waldausflüge ein Tier, vielleicht spürst du seine Anwesenheit und weißt, dass es ganz in der Nähe ist, oder du hörst es in der Ferne. Du kannst z. B. bei manchen Tieren an der Losung oder an ihren Nahrungsresten, wie abgenagten Zapfen und aufgeknackten Nüssen, erkennen, ob sie in der Nähe waren. Oft erkennst du auch noch verlassene Schlafplätze an ihren Abdrücken im hohen Gras und unter Büschen, oder aber du findest Trittsiegel und Fährten. Bei sehr geschulter Nase kannst du Wild auch riechen.

Möglicherweise zeigt sich dir ein Tier des Waldes im Zuge einer Meditation als dein Krafttier oder begleitet dich bei einer deiner Waldmeditationen. Jede reale oder geistige Begegnung mit einem Waldtier kann dich mit einer besonderen Botschaft unterstützen. Es ist kein Zufall, dass dieses Tier genau jetzt und in der Art und Weise in dein Leben tritt. Sei neugierig und offen für das, was es bedeuten könnte.

Du hast aber auch die Möglichkeit ganz bewusst ein besonderes Krafttier in deine Waldyoga-Praxis mit einzubeziehen. Die Tiere des Waldes können dich mit ihrem Wesen und ihren Eigenschaften optimal bei deinen Bedürfnissen unterstützen. Vielleicht möchtest du auch Bilder deines Krafttieres mitnehmen und in ein Mandala oder einen Ritualkreis integrieren.

Genauso verhält es sich mit den Pflanzen, den Bäumen und Heilpflanzen des Waldes, die du für deine Praxis wählst und aufsuchst oder mit denen du feinstofflich in Verbindung treten kannst, und die dich auf diese Art und Weise beim Üben im Wald begleiten können. Da Pflanzen genauso beseelte Wesen sind wie Menschen und Tiere und eine Pflanzenseele, Pflanzendeva, besitzen, können wir mit ein bisschen Übung sehr gut mit ihnen in Verbindung treten. Es reicht aber schon, wenn du dir z. B. im Rahmen einer Meditation die Begegnung mit der Pflanze vorstellst – das ist der erste Schritt in die Kommunikation mit unseren Pflanzenverbündeten.

Die Bedeutung der Naturgeister oder Naturwesenheiten möchte ich aber auch nicht unerwähnt lassen. Diese Wesenheiten sind vor allem in alten und gesunden Wäldern von sehr sensitiven Menschen spürbar, für manche auch sichtbar und für viele zumindest in irgendeiner Form wahrnehmbar. Pflanzeninseln im Wald, Wiesen unter Bäumen, blühende Blumen auf

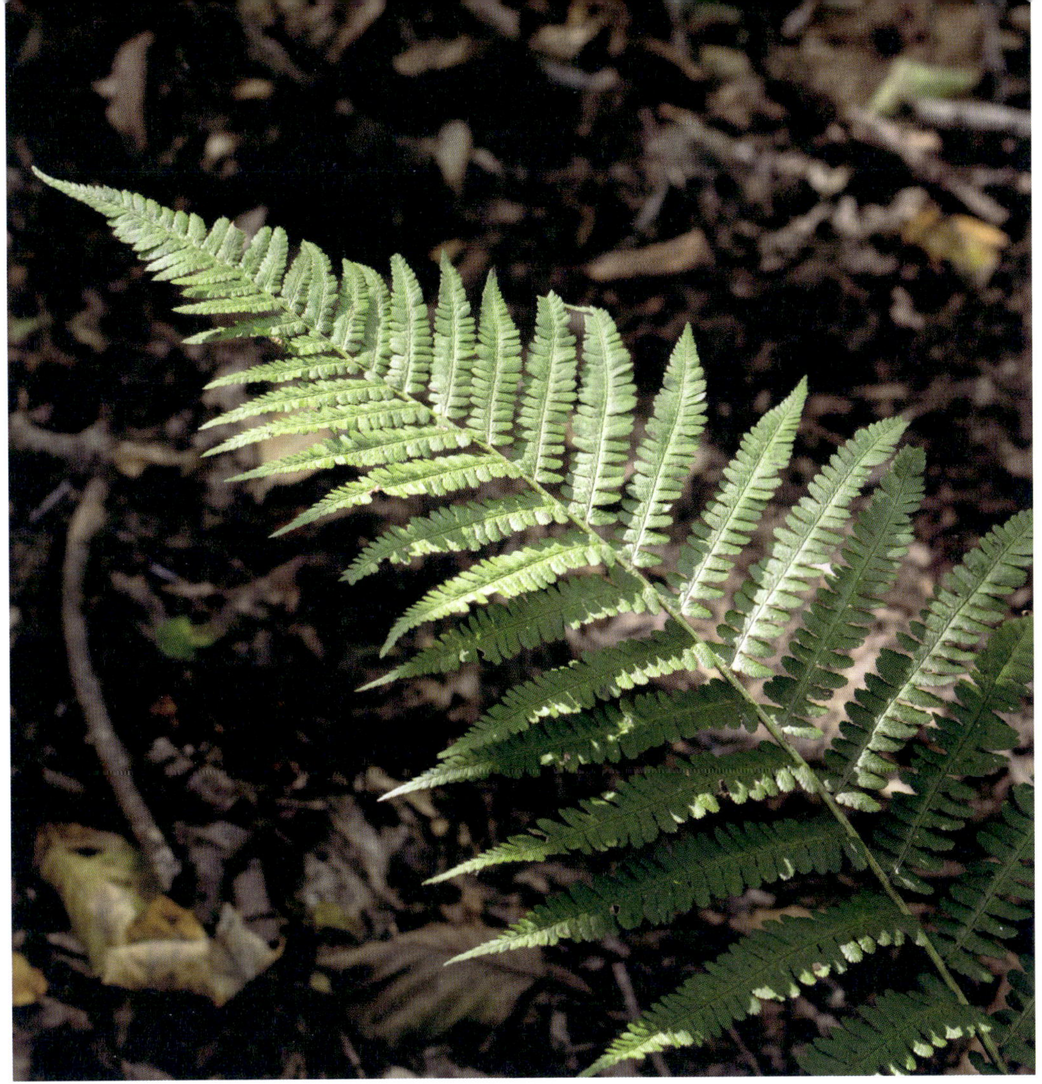

▲ Für sensible Menschen sind Naturwesen oft spürbar und sogar sichtbar. Lasse dich am besten offen auf alles ein, was dir der Wald zeigt.

dem Waldboden und Farne können die Anwesenheit von Naturgeistern anzeigen. Bleiben wir doch auch offen für diese liebevollen begleitenden Wesen, die uns gerne beim Heilwerden im Wald helfen möchten. Eine Grundneugierde und eine kindliche Sichtweise sind die perfekte Voraussetzung dafür, dass wir für alle Wahrnehmungen außerhalb unserer bisherigen Erfahrungen offen sein können und mit der Zeit auch wieder lernen, als Teil des Ganzen und gemeinsam mit den Naturwesen auf unserer Erde zu leben.

ÜBUNG

MIT PFLANZEN IN VERBINDUNG TRETEN

- Suche dir eine Pflanze, mit der du in Verbindung treten möchtest.
- Frage die Pflanze, ob es für sie in Ordnung ist, wenn du jetzt mit ihr Kontakt aufnimmst. Spüre für dich, ob es sich gut anfühlt, hier zu sein.
- Nimm diese Pflanze zuerst mit all deinen Sinnen wahr. Berühre sie sanft, versuche sie zu riechen, höre, vor allem wenn es sich um einen Baum handelt, welche Geräusche du wahrnehmen kannst. Wenn die Pflanze ungiftig ist und z.B. ungiftige Früchte trägt, dann koste und schmecke sie.
- Stelle oder setze dich hin, am besten barfuß. Solltest du sitzen, dann lege noch deine Hände auf die Erde.
- Beginne mit einer tiefen vollen Yogaatmung und stelle dir vor, wie du mit der Pflanze atmest. Du atmest aus und die Pflanze nimmt deine Ausatemluft auf, die Pflanze atmet aus und du atmest diese mit Sauerstoff angereicherte Luft wieder ein.
- Stelle dir vor, wie durch deine Fußsohlen und Handflächen feine, fast gläserne Wurzeln wachsen. Mache das so lange, bis du das Gefühl hast, dich mit den Wurzeln der Pflanze verbinden zu können und dich in das weite Netz einzuweben.
- Bleibe offen für alles, was du wahrnehmen kannst.
- Stelle jetzt laut, oder im Geist für dich, die Fragen, die du hast. Richte eventuell auch Bitten an die Pflanze, wenn du glaubst, dass sie dir bei einem speziellen Thema helfen kann.
- Bleibe offen für Antworten und lausche deiner inneren Stimme, die dir die Antworten geben kann. Versuche nicht darüber nachzudenken,

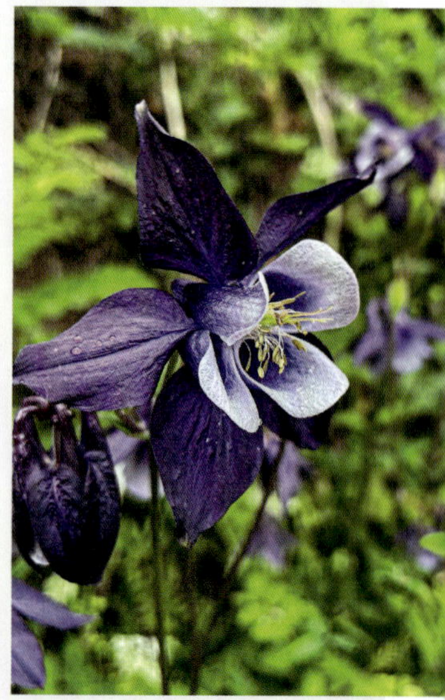

sondern traue den ersten Antworten, die du bekommst – auch wenn es nicht die sind, die du vielleicht hören wolltest. Möglicherweise kommen aber auch Bilder vor dein inneres Auge, die dich klarer sehen lassen.

- Wenn du deine Antworten bekommen hast, dann frage die Pflanze, wie du ihr danken kannst. Beende deine Pflanzenbegegnung mit einer dankbaren Geste, einem kleinen Geschenk oder Ritual.
- Bleibe noch so lange bei der Pflanze, wie du magst, um die Begegnung nachwirken zu lassen.

Trommeln, Flöten und Rasseln

Diese können dir dabei helfen in den Kontakt mit den Pflanzenseelen zu kommen, dich mit den Anderswelten zu verbinden und in einen tiefen Entspannungszustand zu kommen, um deine Wahrnehmung noch zu vertiefen.

Die schamanische Trommel öffnet dir die Tore in die drei Welten. Sie wird mit etwa 220 Schlägen pro Minute geschlagen und bringt die Gehirnfrequenz in eine Art Trancezustand. Oftmals ist die Trommel vor allem draußen in der Natur zu laut und kräftig, vor allem dann, wenn du mit zarten Pflanzen in Verbindung kommen möchtest.

Die indianische Seelenflöte ist deine ganz persönliche Begleiterin bei deinen Begegnungen und lässt dich die Naturwesen und Pflanzendevas durch das intuitive Spiel sanfter erreichen. Sie ist eine Brückenbauerin zur gesamten beseelten Natur.

Eine kleine Pflanzenrassel kannst du leicht auf deine Wanderungen durch den Wald mitnehmen und so nicht nur dich selbst, sondern auch die Naturwesen verzaubern.

Die zauberhaften Klänge einer Koshi, eines Windspiels, verzaubern meine Teilnehmer bei den Meditationen beim Waldyoga auch jedes Mal.

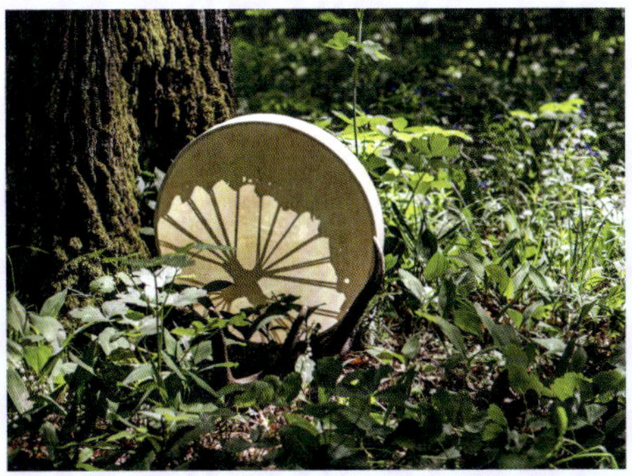

Waldtiere als Kraft- und Helfertiere

Du hast vielleicht schon etwas über Krafttiere gehört oder gelesen. Ein Krafttier ist ein Seelenbegleiter – ein Seelenführer, der dir während deines ganzen Lebens helfend zur Seite steht. Es können dich auch mehrere Krafttiere begleiten, die je nach Situation seltener oder öfter in dein Leben treten. Du kannst dir bestimmte Krafttiere während einer Übung bewusst herholen und mit ihnen meditieren, träumen und Unterstützung durch sie bekommen. Es muss also nicht »Dein« dich immer schon begleitendes Krafttier sein.

Ich selbst bemerke oft, wie mir über Wochen oder Monate immer wieder die gleichen Wildtiere begegnen, und wenn ich mich dann mit ihrer Zoologie, und ihrem Wesen genauer auseinandersetze, stelle ich fest, dass sie mit meiner aktuellen Lebenssituation sehr viel zu tun haben und ich von ihnen viel lernen kann. Diese Tiere müssen nicht unbedingt »Lebensbegleiter« sein. Sie können auch als sogenannte »Helfertiere« nur für einen gewissen Zeitraum in dein Leben treten.

Während einer schamanischen Reise kannst du mit deinem Krafttier in Kontakt treten. Hierbei kann dich ein erfahrener Schamane anleiten.

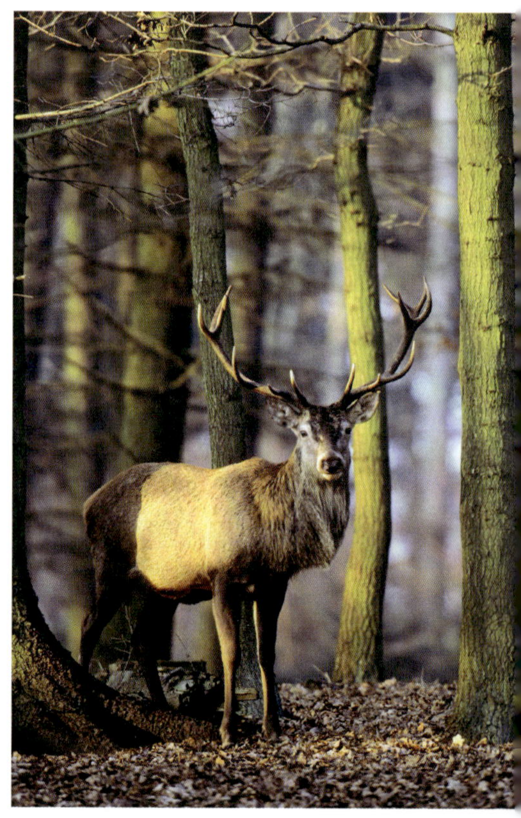

▲ Nicht unbedingt Zufall – welche Tiere dir im Wald begegnen kann dir Aufschluss über Aufgaben und Themen in deinem Leben geben.

Mit ein bisschen Übung erscheint es dir dann auch. Um dir für deine Waldyoga-Praxis die Kraft eines unterstützenden Waldtieres zu holen, kannst du es einfach während einer Meditation imaginieren. Stelle dir vor, wie es aussieht, was für Eigenschaften es hat und wie es dich in deiner persönlichen Situation unterstützend begleiten kann. Die Waldtiere in diesem Buch sind lediglich Vorschläge, besondere Tiere, die dir bei den vorgestellten, speziellen Bedürfnissen sehr gut helfen können. Möglicherweise erscheint dir aber ein völlig anderes oder sogar dein ganz persönliches Krafttier, das dir ohnehin schon bekannt ist. Dann ist dieses genau richtig für dich und es wird wunderbar passen. Sei einfach offen und neugierig auf alles, was kommen mag, dann kannst du darauf vertrauen, dass du bestmöglich geführt bist.

Utiseta

Isländisch-germanisches Ritual, das von Schamanen oder zumindest zauberkundigen Personen durchgeführt wird. Es bedeutet so viel wie »draußen sitzen«, um eins mit der Natur zu werden.

Achtsamkeitspraxis, bei der nur der Moment wahrgenommen wird. Früher saßen diese Menschen oft tagelang ohne Nahrung draußen, wenn man den Überlieferungen glauben mag. Heute geht es darum, alles um dich herum in der Natur genau zu sehen, zu hören, zu spüren und ganz und gar aufzunehmen. So wirst du immer mehr Teil des Ganzen und dein System fährt herunter. Es braucht dann nicht viel – das Vorbeikriechen einer Schnecke, die Beobachtung einer Ameise, die Bewegung eines Blattes im Wind, um dich zu begeistern und mit all deiner Aufmerksamkeit in den Augenblick zu bringen.

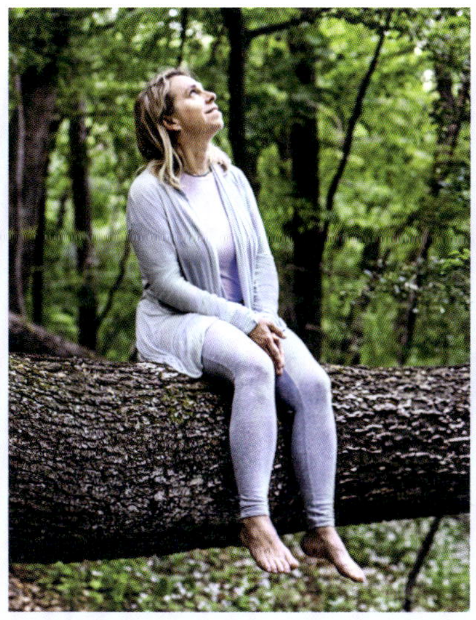

Kraftort – Um Utiseta zu praktizieren, nimm dir eine bis mehrere Stunden Zeit und begib dich an deinen persönlichen Platz im Wald. Du bist dabei allein und am besten ohne Handy oder Uhr unterwegs. Lass jegliche Verbindung zum Alltag hinter dir und tauche für einige Zeit in die Natur ab.

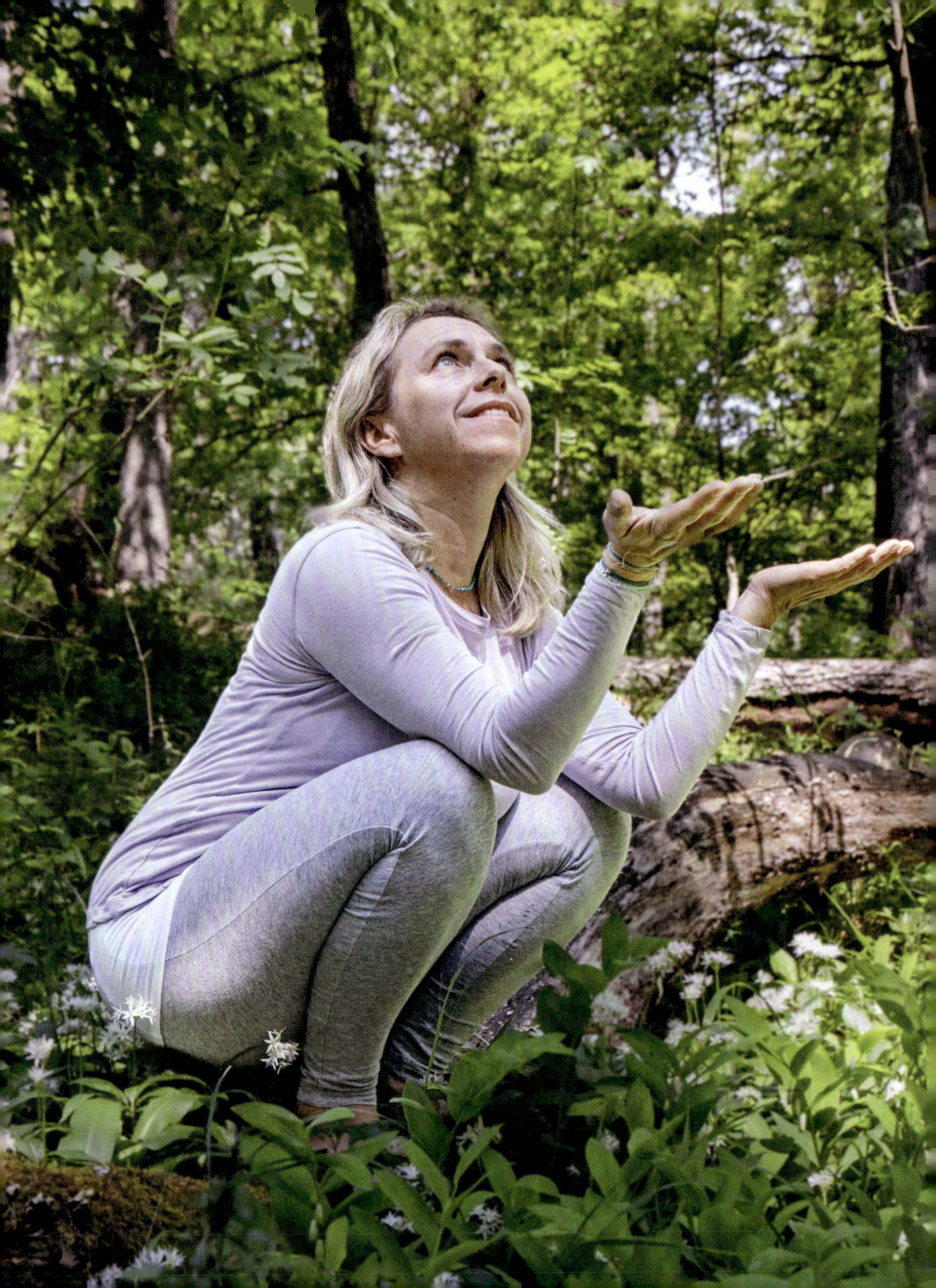

Dein persönliches Waldyoga

Besondere Sonnengruß-, Mobilisations- und Atemübungen bereiten dich auf 28 Asanas im Wald vor. Schritt für Schritt wirst du durch die Bewegungsabfolge aller Übungen begleitet. Ob als durchlaufendes Programm oder individuell zusammengestellt – hier findest du die Basis für dein Training.

Yoga für Körper, Geist und Seele

Wer sich schon einmal näher mit Yoga beschäftigt hat weiß, dass Yoga nicht nur körperliche Übungen beinhaltet, sondern vielmehr eine Lebenseinstellung, einen Lebensstil darstellt. Somit liegt es nahe, diese ganzheitliche Sicht auch beim Waldyoga weiterzutragen und den Grundgedanken von »Alles Leben ist Yoga« hier zu integrieren.

Yoga im Wald ist nicht zu vergleichen mit Yoga in einem Studio oder auf einer Wiese. Du brauchst dazu auch keine Yogamatte und kein klassisches Yoga-Outfit, es reichen bequeme Kleidung und Sportschuhe. Bei den folgenden Körperübungen im Wald, den Asanas, gibt es sowohl Varianten, die mit Hilfsmitteln geübt werden können, wie z. B. umgefallenen Baumstämmen, kleinen Felsen oder Baumstümpfen, als auch Asanas, die gemeinsam mit einem Baumpartner in der Nähe des Stamms funktionieren. Ähnlich ist es auch bei den Mobilisationsübungen, die man entweder freistehend auf dem ebenen Waldboden machen kann oder mit den genannten Hilfsmitteln. Alle Übungen können je nach Witterung mit Sportschuhen, noch besser aber barfuß geübt werden.

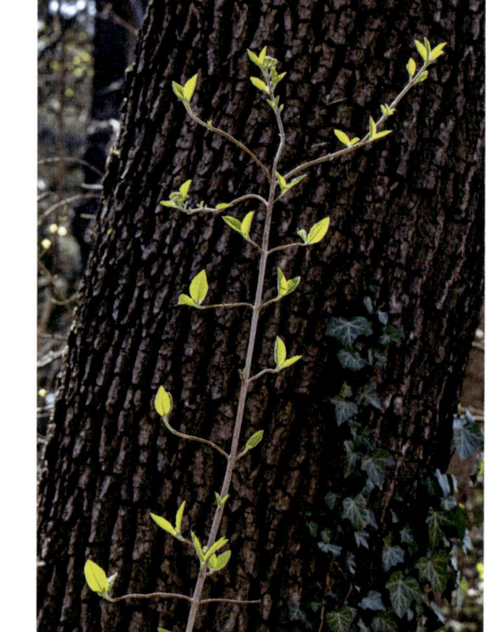

► Du wirst schnell merken, wie gut dich Waldyoga in jeder Lebenslage unterstützen kann.

Mobilisationen

Mobilisationsübungen sind sanfte Übungen, die den Körper auf die intensivere Belastung vorbereiten. Es sollten daher Übungen sein, die jederzeit leicht umsetzbar sind.

Deine Aufwärmübungen kannst du entweder auf einer Waldlichtung oder in einem eher lichten Wald machen. Am besten eignet sich ein ebener Boden. Noch abwechslungsreicher kannst du dein Aufwärmprogramm gestalten, wenn du dich in der Nähe einer Geländeerhöhung befindest, wie z. B. einem umgefallenen Baumstamm, einem Baumstumpf oder einem kleinen Felsen. Auch den unter »Asanas – Körperübungen« genauer erklärten Sonnengruß kannst du zum Aufwärmen machen. Ein liegender Baumstamm eignet sich auch wunderbar, um deinen Gleichgewichtssinn zu trainieren. Probiere doch einmal auf verschiedenen Baumstämmen zu balancieren – am besten barfuß!

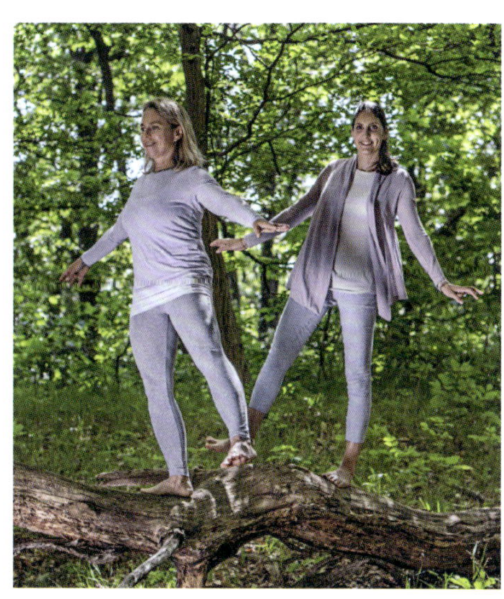

▲ Aufwärmübungen sind unverzichtbar – egal vor welchem Yoga-Programm.

Die hier vorgestellten Übungen können alle im Stehen gemacht werden. Sollte es für dich gut passen, kannst du natürlich auch im Sitzen, im Vierfußstand oder sogar im Liegen mobilisieren. Wichtig ist darauf zu achten, dass nur Gelenke mobilisiert sowie Muskeln gekräftigt und gedehnt werden, Bänder und Sehnen aber geschont. Alle Mobilisationsübungen wiederholst du einige Male. Achte darauf, dass du die Übungen gerade am Beginn deiner Yogapraxis langsam und genau machst, um dich nicht unaufgewärmt zu überfordern.

ÜBUNG

MOBILISIERUNG DER FÜSSE, BEINE UND HÜFTE

- Steh auf einem Bein, hebe das andere an und lasse den Fuß im Sprunggelenk kreisen, dann lasse das ganze leicht gebeugte Bein aus dem Hüftgelenk kreisen (s. Foto).
- Dieselbe Ausgangshaltung: Das Knie zeichnet 8er-Kreise in die Luft.
- Schwinge dein Bein aus der Hüfte vor und zurück und vor dem Körper von rechts nach links.
- Beidbeiniger Stand: Verlagere dein Gewicht abwechselnd von den Zehenballen auf die Fersen und wieder zurück.
- Fließender Wechsel zwischen Tadasana (Bergstellung) und Uttkatasana (Stuhlposition).
- Fließender Wechsel zwischen Tadasana und Malasana (Tiefe Hocke).

MOBILISIERUNG DER HÄNDE, ARME UND SCHULTERN

- Zieh deine Schultern zu den Ohren und lasse sie wieder sinken.
- Kreise deine Schultern vor und zurück.
- Lege deine Hände auf die Schultern: Zieh deine Ellbogen hoch und lasse sie wieder sinken, lasse sie kreisen, sodass sie sich vor dem Körper immer wieder berühren.
- Öffne deine Arme beim Einatmen in Schulterhöhe zur Seite hin, umarme dich beim Ausatmen selbst, einmal ist der rechte Arm oben, einmal der linke.
- Lasse deine Hände im Handgelenk kreisen.
- Lasse deine gestreckten Arme in Schulterhöhe kreisen und dabei die Fingerspitzen gestreckt.

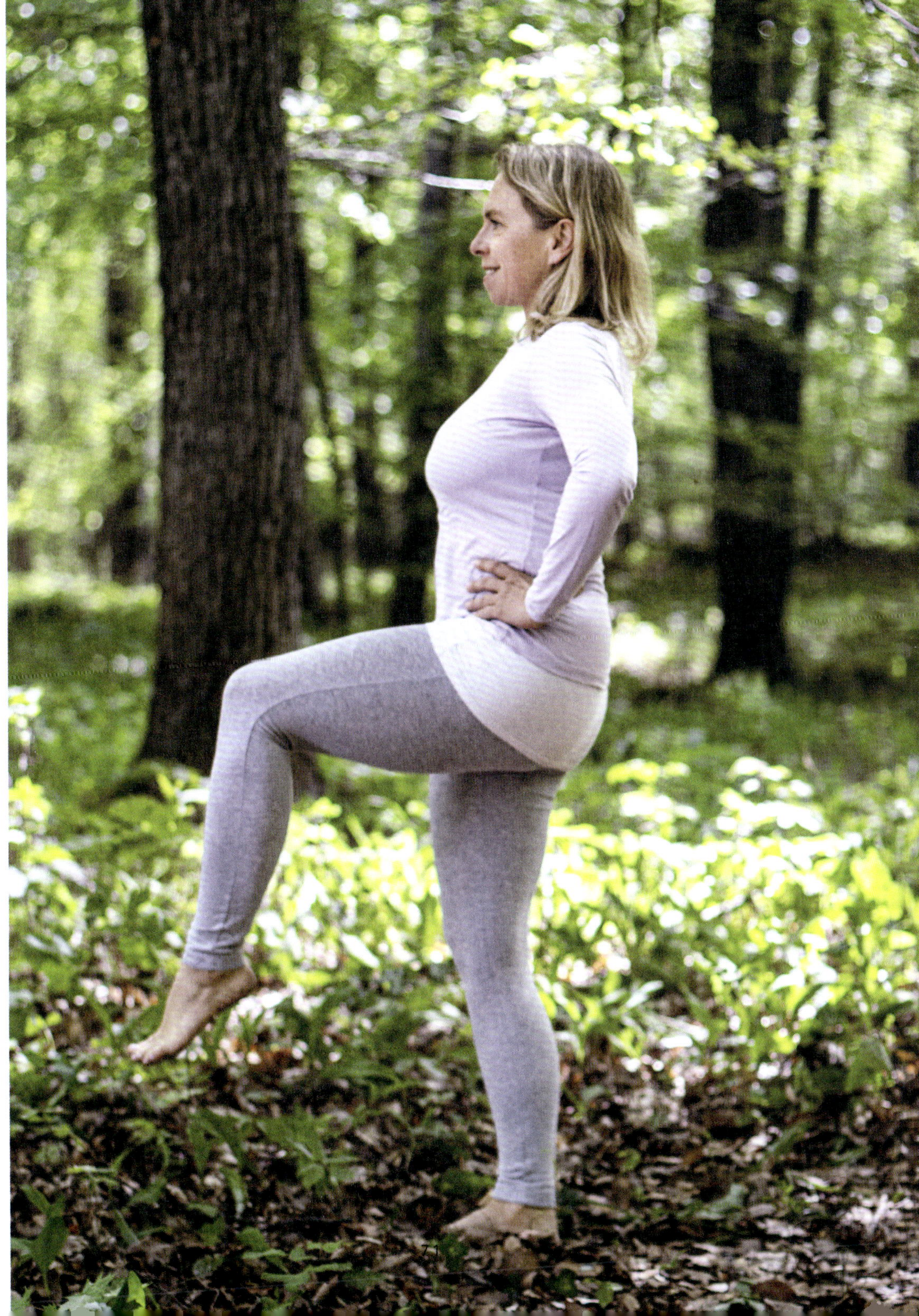

MOBILISIERUNG DER WIRBELSÄULE – NACKEN – KOPF

- Führe mit dem Kopf eine »Nein«- und »Ja«-Bewegung aus (Kopf nicht ganz in den Nacken legen).
- Ausatmen: Kinn sinkt zur Brust: Einatmen: abwechselnd Halbkreis zur rechten und linken Schulter.
- Zeichne mit der Nasenspitze eine kleine liegende 8 in die Luft.
- Kippe deinen Kopf seitlich (Ohr zu Schulter).
- Dreh deine Wirbelsäule bei gestreckten Armen (Ellbogen auf Schulterhöhe) oder Kerzenhalter-Armen (Ellbogen zusätzlich gebeugt), dein Kopf geht entspannt mit der Bewegung mit. 1
- Tadasana: Hebe deine Arme über deinen Kopf, verschränke deine Finger oder fasse mit einer Hand das andere Handgelenk, mache eine Seitbeuge nach rechts und links. 2 3
- Utkatasana: Stütze deine Hände auf die Knie, runde deine Wirbelsäule (Katzenbuckel) und bringe sie abwechselnd immer wieder in die Rückbeuge (Kuhrücken). 4

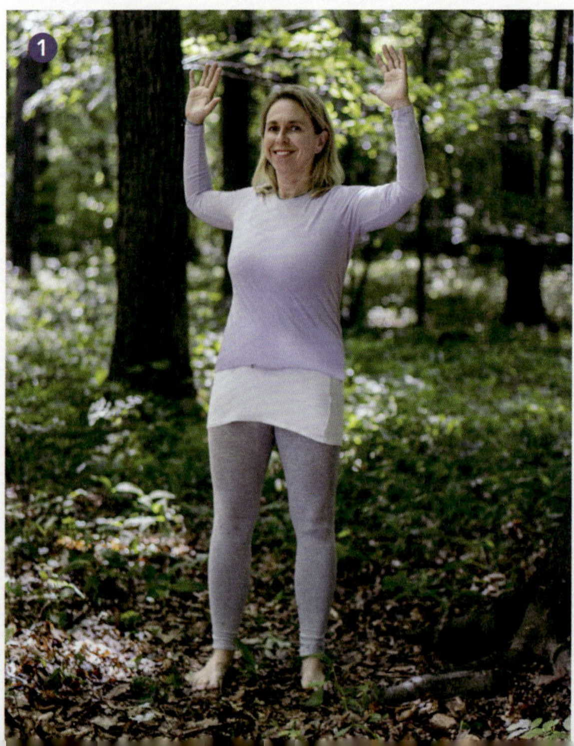

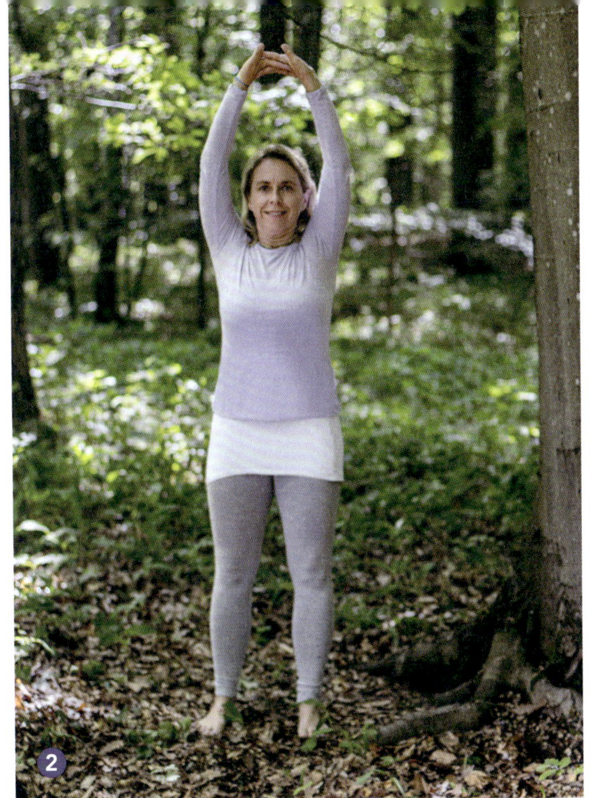
2

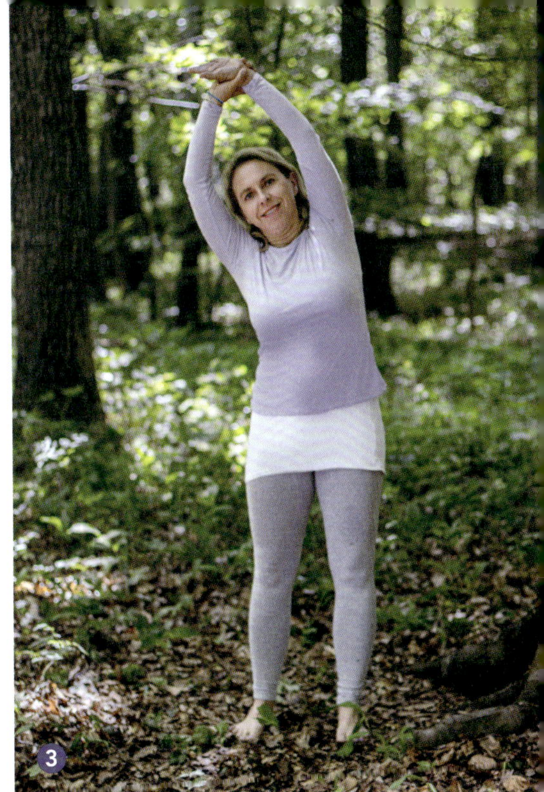
3

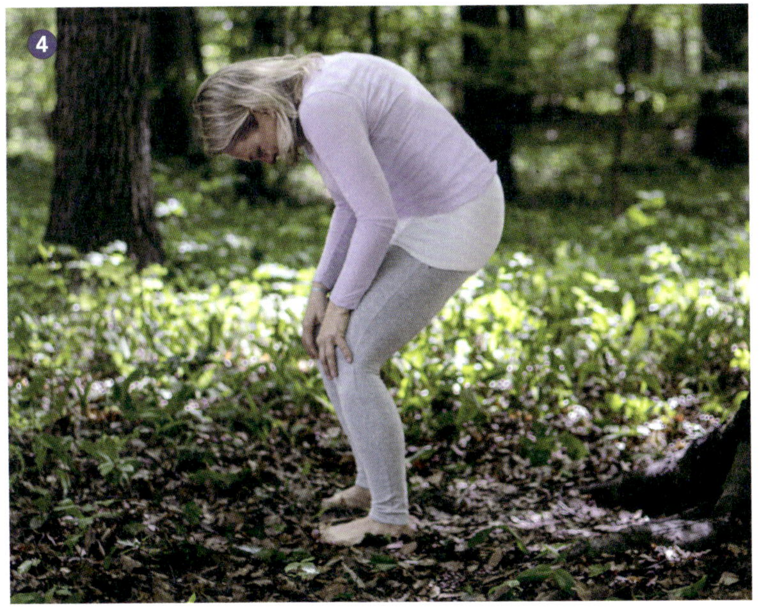
4

Asanas – Körperübungen

Wie bei den aufwärmenden Mobilisationsübungen kannst du auch bei den anschließenden Yogaübungen mit einer Geländeerhöhung üben oder aber an deinem Lieblingsbaum. Dadurch ergeben sich sehr viele unterschiedliche Varianten. Wenn du bei deinem Waldyoga-Platz angekommen bist, dann lasse dich ganz intuitiv zu deinem Übungsbaum leiten. Schließe dazu kurz die Augen und atme ein paar Mal tief ein und aus. Lasse dich ganz von deinem Gefühl zum passenden Baum führen, ohne darüber viel nachzudenken. Nimm jetzt Kontakt zu dem Baum auf, wie auf S. 50 beschrieben. Frag ihn, ob es heute auch für ihn passt, dein Übungspartner zu sein. Berühre ihn, den Stamm, die Wurzeln, schaue in die Baumkrone und spüre auch für dich, ob du dich mit dem Baum wohl fühlst. Es macht auch nichts, wenn dir dein Gefühl sagt, dass dieser Baum heute doch nicht der richtige ist. Du wirst mit etwas Übung immer besser wahrnehmen, ob es passt. Achte, wenn möglich, darauf, dass der Boden um deinen Baum herum eben ist und du gut und stabil stehen kannst. Wähle aus den folgenden Asanas die passenden für dein jeweiliges Yoga-Programm aus.

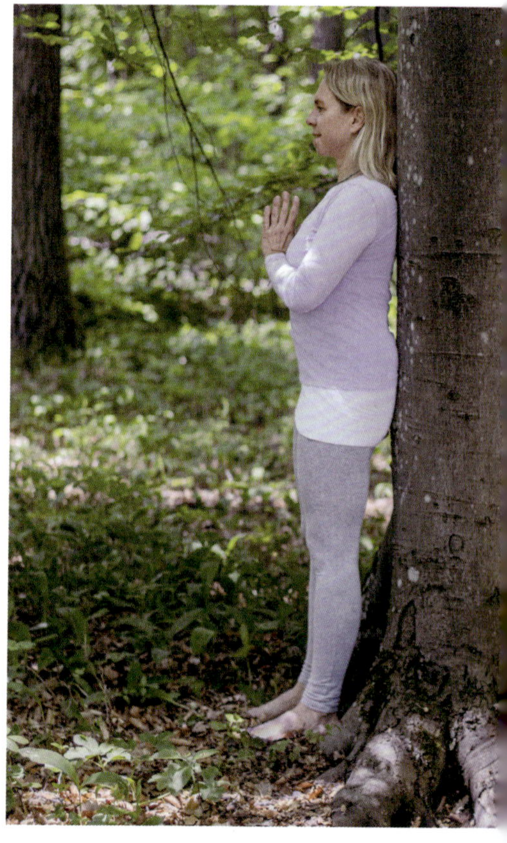

▸ Lass dir genügend Zeit, um den richtigen Baumpartner für dich auszuwählen.

ÜBUNG

WALD-SONNENGRUSS AM BAUM

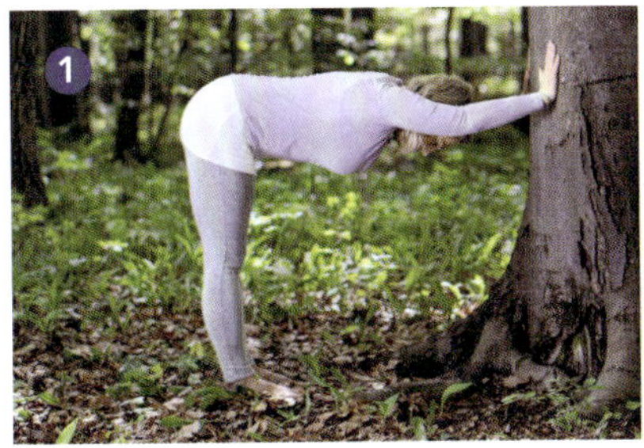

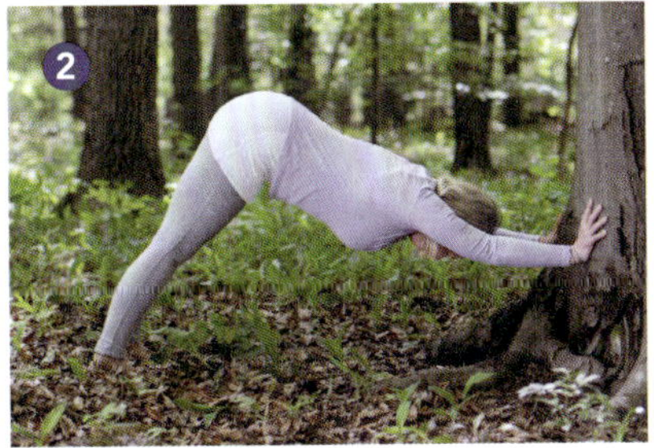

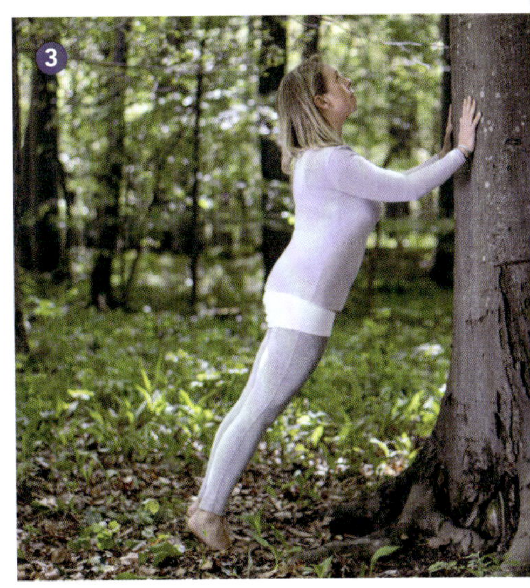

- Beginne in Tadasana, die Hände vor der Brust in Gebetshaltung.
- Einatmen: Hebe deine Arme über den Kopf. Die Oberarme sind auf Ohrenhöhe, die Handflächen schauen zueinander.
- Ausatmen: Beuge deinen Oberkörper in Uttanasana, bis deine Hände den Boden berühren. Die Knie kannst du gerne gebeugt lassen, der Rücken bleibt lang.
- Einatmen: Strecke deinen Rücken und lege deine Hände in Ardha Uttanasana an den Stamm. Achte darauf, dass dein Rücken gerade bleibt und die Oberarme in Ohrenhöhe sind. 1
- Wandere mit den Händen in Adho Mukha Svanasana am Stamm hinunter. Die Hände können auch die Wurzeln berühren. 2
- Einatmen: Richte dich auf und wandere mit den Händen bis auf Schulterhöhe am Stamm nach oben, stelle dich auf die Zehenspitzen. 3
- Komme mit der Ausatmung in die Ausgangsstellung Tadasana zurück und mache eine sanfte Rückbeuge.

WALD-SONNENGRUSS AUF GELÄNDEERHÖHUNG

- Beginne in Tadasana, die Hände vor der Brust in Gebetshaltung.
- Einatmen: Hebe die Arme über den Kopf. Die Oberarme sind auf Ohrenhöhe, Handflächen schauen zueinander.
- Ausatmen: Lege die Hände in Uttanasana auf die Geländeerhöhung. Die Knie können dabei gebeugt bleiben.
- Einatmen: Hebe deinen Rücken und strecke ihn in Ardha Uttanasana.
- Ausatmen: Beuge deine Arme und senke deinen Rücken in Uttanasana.
- Einatmen: Gehe mit einem Bein in den Ausfallschritt zurück.
- Ausatmen: Gehe mit dem anderen Bein in Adho Mukha Svanasana zurück.
- Einatmen: Komme nach vorne in die Stützhaltung, dein Körper bildet eine schiefe Ebene. Deine Beine, dein Becken und dein Oberkörper sind in einer Linie. ❶
- Ausatmen: Beuge deine Ellbogen, komme in den Liegestütz (Chaturanga Dandasana). Die Ellbogen bleiben am Körper. Die Halswirbelsäule ist in der Verlängerung der Brustwirbelsäule. ❷
- Einatmen: Komme in Urdhva Mukha Svanasana (den nach oben schauenden Hund), strecke dazu deine Arme, komme in die Rückbeuge, bleibe auf den Zehenspitzen und halte mit den Bauchmuskeln die Verbindung zwischen deinem Schambein und Nabel. ❸
- Ausatmen: Steige mit dem zweiten Bein nach vorne und komme in Adho Mukha Svanasana.
- Einatmen: Steige mit einem Bein nach vorne in den Ausfallschritt.
- Ausatmen: Steige mit dem zweiten Bein nach vorne und komme in Uttanasana.
- Einatmen: Richte dich auf und hebe deine Arme über deinen Kopf.
- Ausatmen: Komme in Tadasana mit Gebetshaltung vor dem Herzen.
- Mache diese Abfolge zuerst mit einem Bein (Vor- und Zurücksteigen), wiederhole dann mit dem anderen – somit hast du einen Durchgang des Wald-Sonnengrußes gemacht.

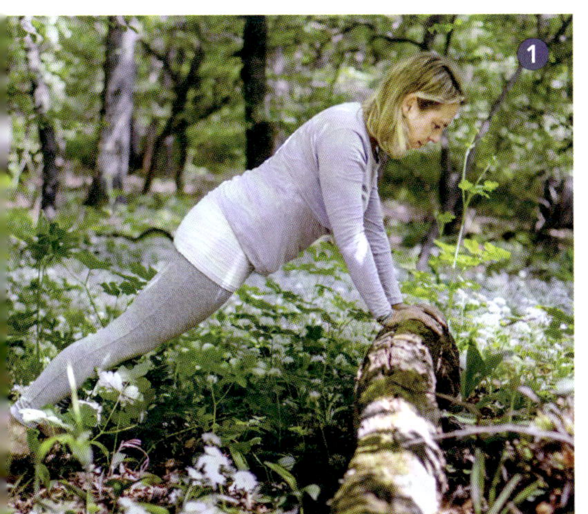
1

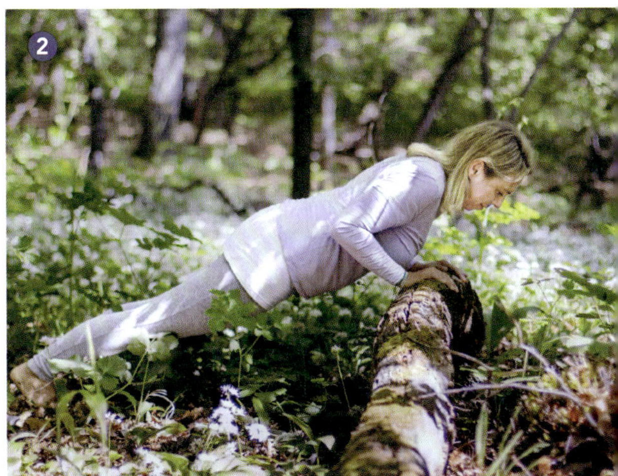
2

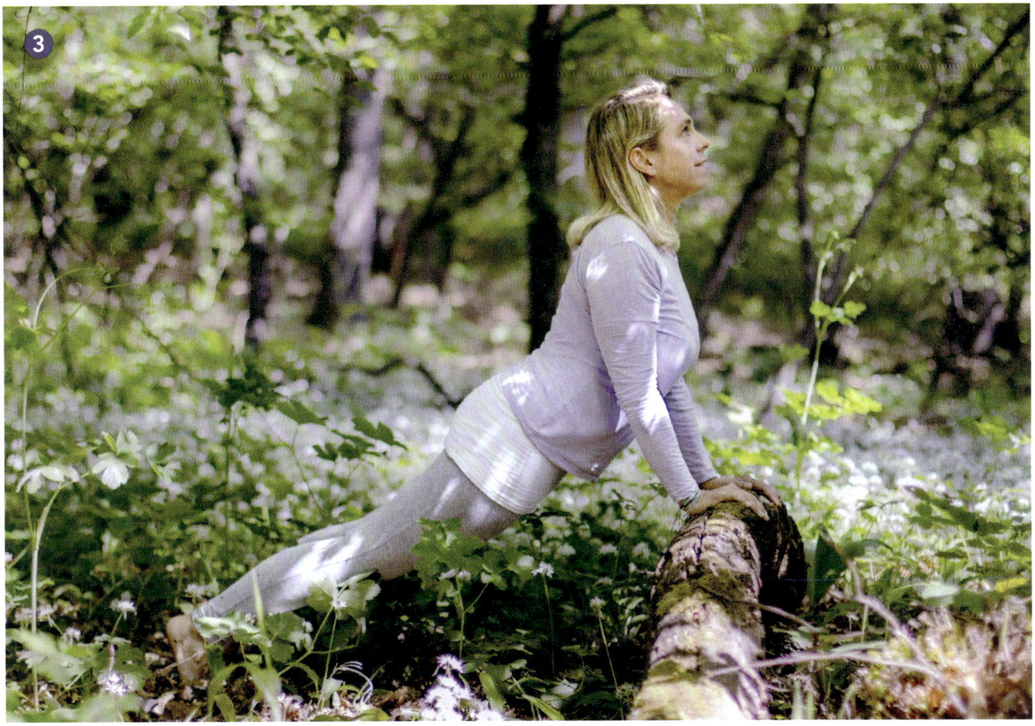

ÜBUNG

ADHO MUKHA SVANASANA – HERABSCHAUENDER HUND

❶ **Beginne am besten im Vierfüßer,** achte darauf, dass deine Handgelenke unter den Schultern und deine Knie unter den Hüftgelenken platziert sind. Drücke dich dann mit der Ausatmung mit den Knien vom Boden weg und hebe dein Becken an. Beuge gerne deine Knie, um deinen Rücken lang und deine Schultern entspannt zu lassen.

❷ **In der zweiten Variante** hast du die Möglichkeit, deine Hände etwas weiter oben am Baumstamm zu halten, dadurch wird die Position etwas sanfter. Im herabschauenden Hund kannst du auch eine Drehung machen, indem du eine Hand vom Boden löst und unter deinem Körper an den diagonalen Außenknöchel legst. Dabei schaust du unter deinem Arm durch. Wenn das schwierig ist, dann fasse dein diagonales Bein einfach auf Kniehöhe und beuge deine Knie dabei. Mache diese Drehung auf beiden Seiten.

ADHO MUKHA VRKSASANA – HANDSTAND-VORÜBUNGEN

❸ **Aus dem herabschauenden Hund** wanderst du nach und nach mit den Füßen den Stamm nach oben, deine Beine lässt du möglichst gestreckt auf halber Höhe parallel zum Boden abgestützt, dein Nacken bleibt lang, dein Becken aufgerichtet. Strecke ein Bein senkrecht nach oben.

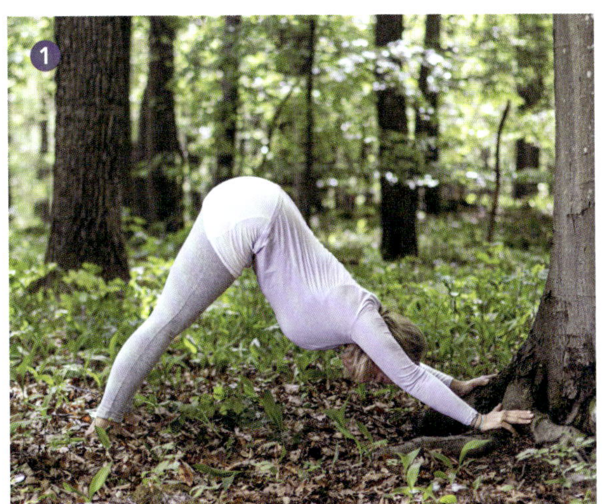

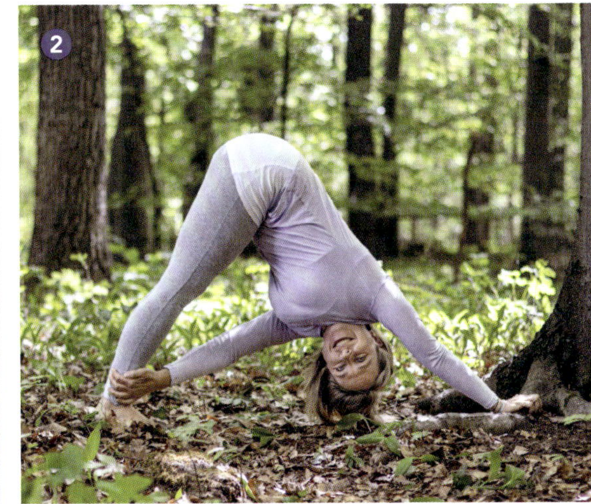

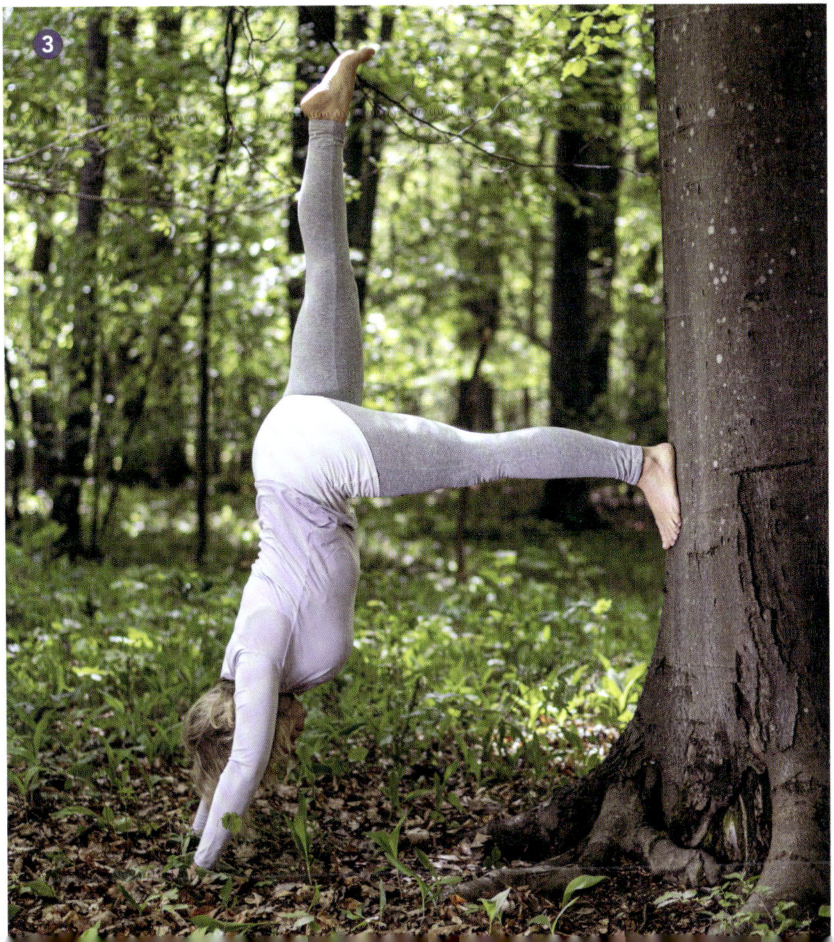

3

BADDHA KONASANA – SCHMETTERLING – GEBUNDENER WINKEL

Setze dich mit dem Rücken zum Stamm und lege die Fußsohlen aneinander, ziehe die Füße so weit wie möglich an den Körper. Die Hände legst du an die Füße oder Knöchel, der Rücken bleibt aufrecht und gerade.

❶ **Mit der Ausatmung** gehst du in eine leichte Vorwärtsbeuge mit geradem Rücken oder in die Drehung, bei der du die gegenüberliegende Hand ans Knie legst.

BALASANA – STELLUNG DES KINDES

❷ **Setze dich aus dem Vierfüßer zurück** in die Entspannungshaltung und lege deine Arme nach vorne oder hinten ab. Die Stirn kannst du auch auf die übereinandergelegten Fäuste oder Hände/Arme ablegen. Lasse die Schultern los und entspanne.

BUJANGASANA – KOBRA

❸ **Stelle dich etwa einen Schritt entfernt vom Stamm** ausgerichtet auf, lasse die Hände in Schulterhöhe unter den Schultern am Stamm. Kippe dein Schambein ein wenig Richtung Nabel, um deinen unteren Rücken zu längen. Beuge sanft deine Ellbogen, ziehe dein Herz zum Stamm und komme in eine leichte Rückbeuge. Achte auf deinen Nacken – dieser verlängert die Brustwirbelsäule und bleibt lang, dein Blick geht Richtung Baumkrone.

Du kannst die stehende Kobra auch mit dem Rücken zum Stamm ausgerichtet machen, strecke deine Arme nach oben und greife nach hinten zum Stamm. Versuche, deine Arme parallel zu lassen.

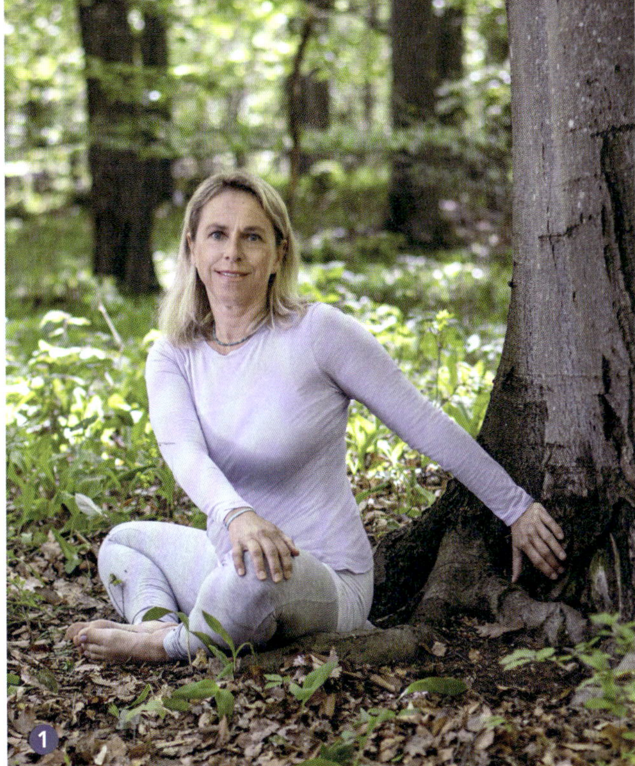

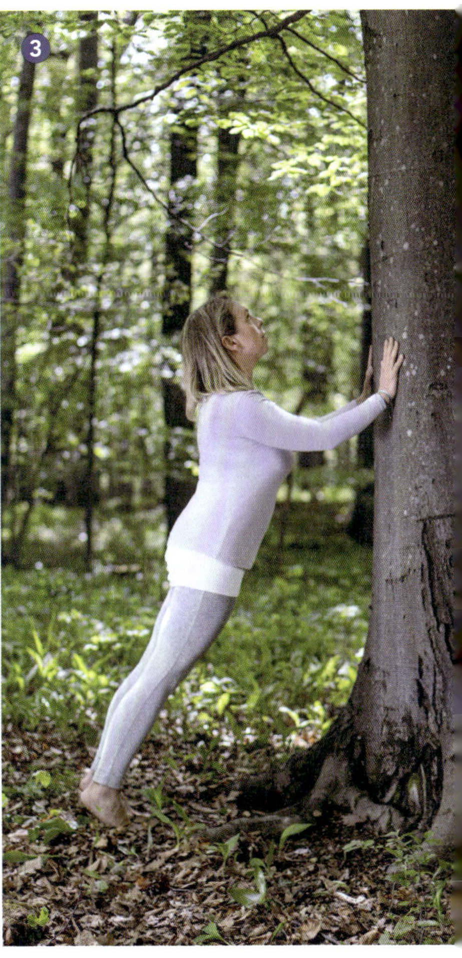

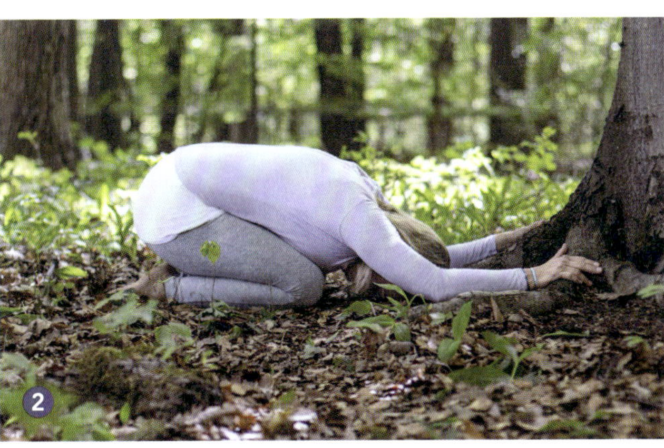

DANDASANA – LANGSITZ

❶ **Setze dich mit dem Rücken zum Stamm,** die Sitzbeinhöcker sind fest verwurzelt, der Oberkörper bleibt aufgerichtet an den Stamm gelehnt. Deine Beine sind gestreckt, deine Füße aktiv und die Zehen herangezogen. Deine Hände stellst du neben dem Becken auf dem Boden ab oder legst sie auf die Beine. Diese Übung dient der Streckung deiner Wirbelsäule und der Kräftigung deines Rückens.

EKA PADA ADHO MUKHA SVANASANA – EINBEINIGER HERABSCHAUENDER HUND

❷ **Aus dem herabschauenden Hund** hebst du mit der Einatmung ein Bein an, die Hüfthöcker bleiben parallel zur Erde. Bei der Ausrichtung deiner Füße am Baumstamm kannst du den Fuß des angehobenen Beines am Stamm abstützen, wenn nötig gebeugt lassen.

GARUDASANA – ADLER

Stelle dich mit dem Rücken in geringem Abstand zum Stamm, verlagere deinen Schwerpunkt auf ein Bein und löse das andere Bein. Beuge dein Standbein, schlinge das andere Bein vorne um das Standbein und hake deinen Fuß, wenn möglich, an der Wade ein. Sinke so tief, bis das Gesäß den Stamm berührt.

❸ **Breite die Arme in Schulterhöhe aus,** schließe über Kreuz die gestreckten Arme und beuge die Unterarme. Verhake die Finger ineinander, wenn möglich, hebe die Ellbogen auf Schulterhöhe an, dein Rücken bleibt dabei lang.

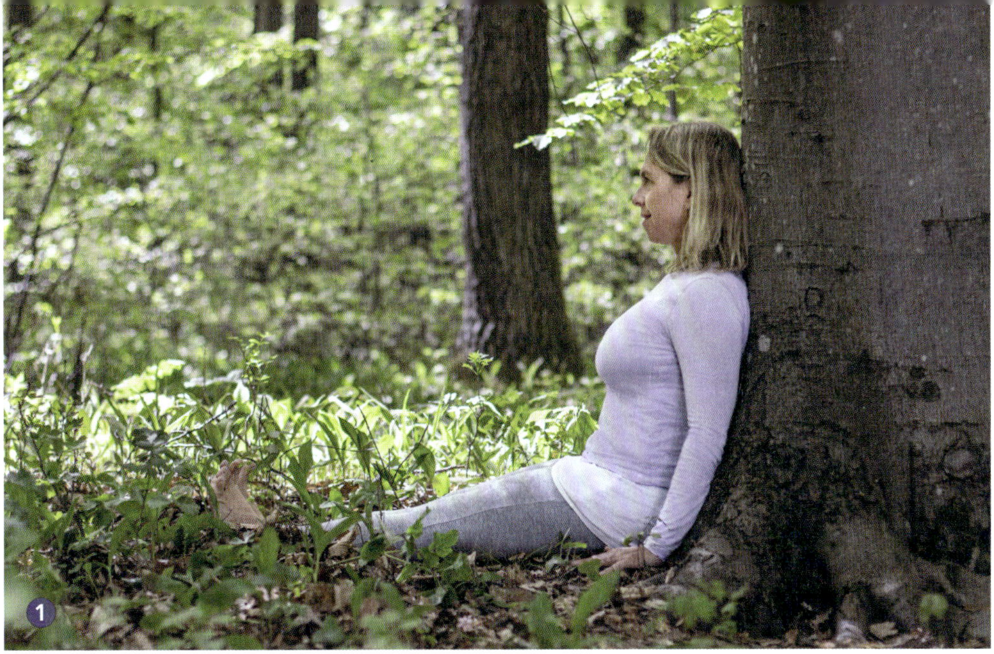

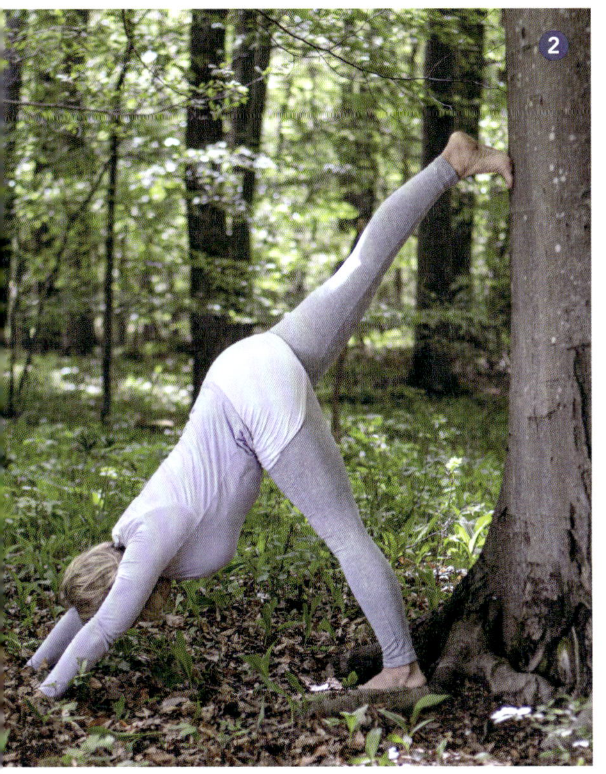
2

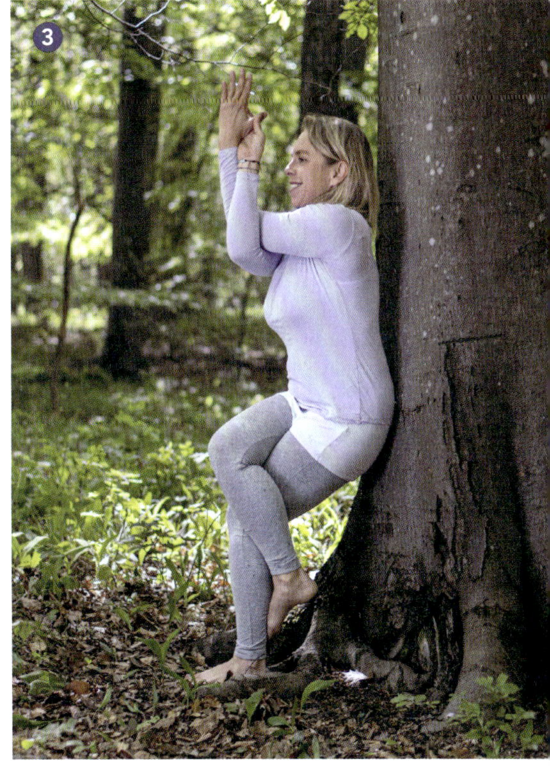
3

JANU SIRSASANA – KOPF-KNIE-HALTUNG

Beginne in Dandasana, mit den Füßen an den Stamm gelegt, beuge ein Bein und lege den Fuß an den gegenüberliegenden Oberschenkel. Hebe mit der Einatmung die Arme und länge die Wirbelsäule. Beuge dich mit der Ausatmung zum gestreckten Bein. Brust und Bauch sinken zum Bein, lege die Arme entspannt neben dem Bein ab.

Drehe dich aus der aufrechten Position mit langem Rücken zum gebeugten Bein und lege die diagonale Hand ans Knie. Stütze den hinteren Arm am Boden nahe dem Körper ab.

❶ **Mache eine Seitbeuge** zum ausgestreckten Bein, bleibe in der Seitenausrichtung und kippe nicht nach vorne. Der obere Arm berührt den Stamm, den unteren legst du entspannt vor das gestreckte Bein ab.

MALASANA – TIEFE HOCKE

Du stehst mit beiden Fußsohlen fest auf dem Boden, die Zehenspitzen dürfen nach außen zeigen. Du bekommst durch das Anlehnen an den Stamm mehr Aufrichtung.

❷ **Gehe in den betenden Frosch,** wenn du eine Variante ausprobieren möchtest. Bringe deine Hände in die Gebetshaltung vor die Brust, die Ellbogen legst du von innen an die Knie.

NATARAJASANA – TÄNZER

Stelle dich etwa einen Schritt entfernt vom Stamm auf. Verlagere dein Gewicht auf ein Bein, damit erdest und verwurzelst du dich. Beuge das Knie des anderen Beines und fasse mit der gleichseitigen Hand den Fuß. Dein Becken bleibt zum Stamm gerichtet.

❸ **Strecke deinen Arm beim Einatmen** auf der Standbeinseite nach oben (halber Tänzer). Neige den Oberkörper, bis du mit dem erhobenen Arm den Stamm berührst, und ziehe dich ein wenig in die Rückbeuge, ohne den Körper zu verdrehen.

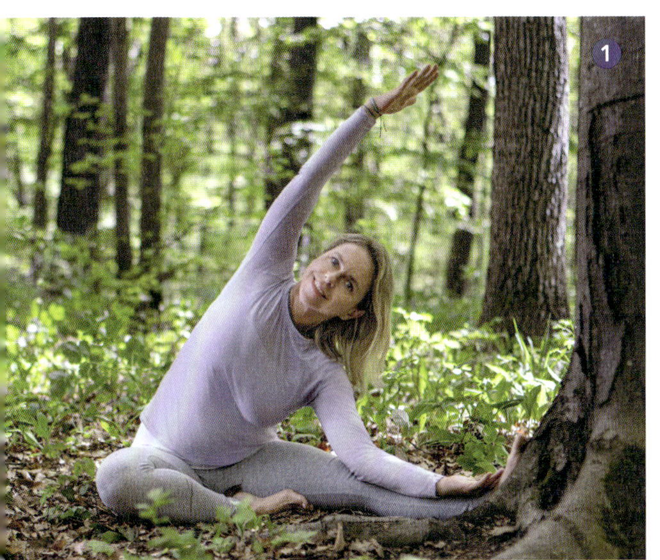
1

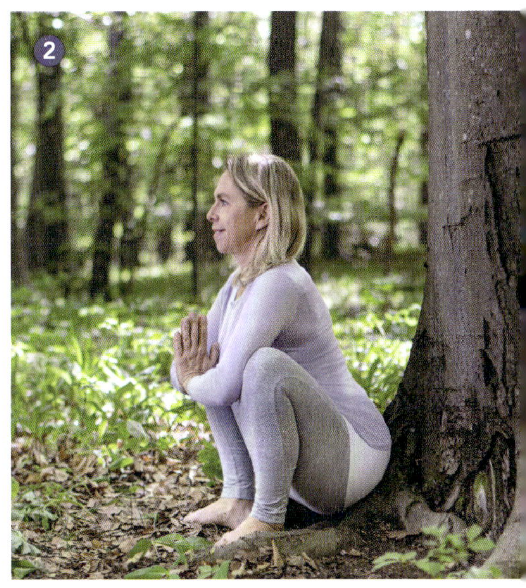
2

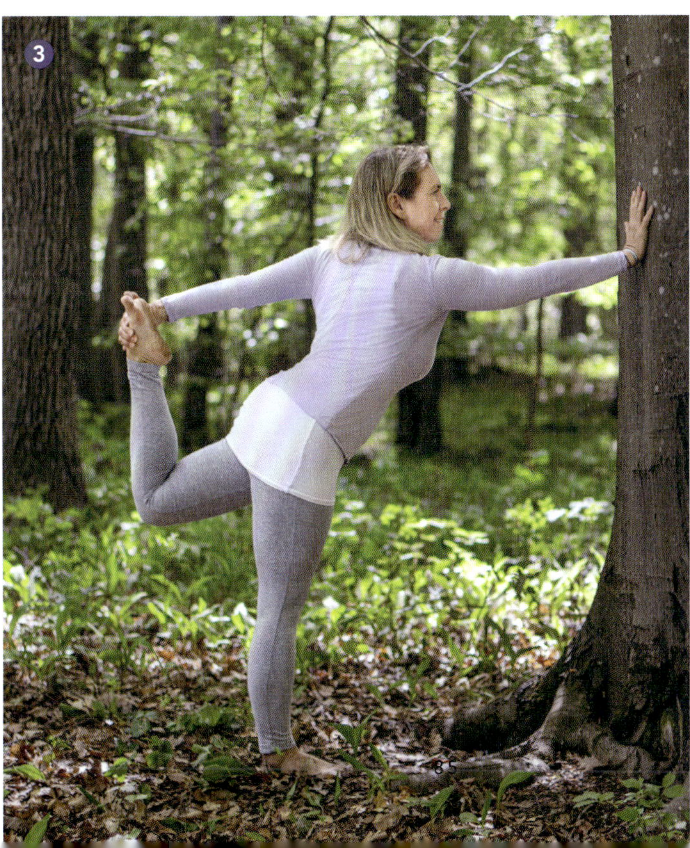
3

NAVASANA – BOOT

❶ **Komme in Dandasana** mit Blick Richtung Stamm. Ziehe den Nabel zur Wirbelsäule und aktiviere deinen Beckenboden. Wandere mit den Füßen nach oben und lasse die Beine gestreckt am Baumstamm ruhen. Halte die Arme parallel zu den Beinen oder greife zu deinen Kniekehlen und neige dich mit dem Oberkörper leicht nach hinten, behalte dabei einen langen Nacken und Rücken.

PASCHIMOTTANASANA – SITZENDE VORWÄRTSBEUGE

❷ **Beginne in Dandasana,** deine Füße berühren den Stamm. Beuge dich mit geradem Rücken nach vorne. Um Spannung abzubauen kannst du auch deine Knie leicht beugen. Lege deine Arme neben deine Beine.

PRASARITA PADOTTANASANA – STEHENDE VORWÄRTSBEUGE IN WEITER GRÄTSCHE

❸ ❹ **Stelle dich in eine weite Grätsche** ungefähr schrittweit vom Stamm entfernt. Halte deine Füße parallel, stütze die Hände in die Seiten oder strecke die Arme in Ohrenhöhe nach vorne. Komme mit einer Ausatmung in die halbe Vorwärtsbeuge und berühre den Stamm. Beuge dich, bis deine Hände den Boden berühren, wenn nötig beuge deine Knie, der Rücken bleibt gerade.

❺ **Variation:** Mache eine Drehung und ziehe einen Arm hoch zum Himmel. Ziehe deine Schulterblätter auseinander und weite deine Brust.

SARVANGASANA – SCHULTERSTAND-VARIATION

❻ **Beginne in Viparita Karani,** indem du deine Füße am Stamm aufstellst und langsam nach oben wanderst. Dein Nacken bleibt dabei mittig ausgerichtet. Lege deine Arme auf der Erde neben dem Körper ab, drehe den Kopf nicht mehr.

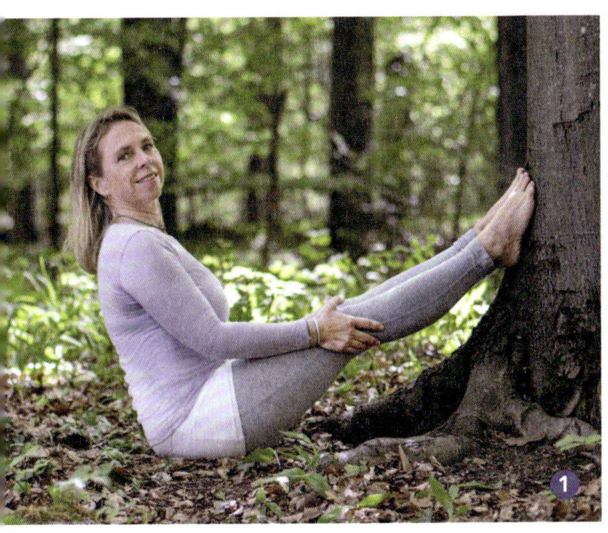
1

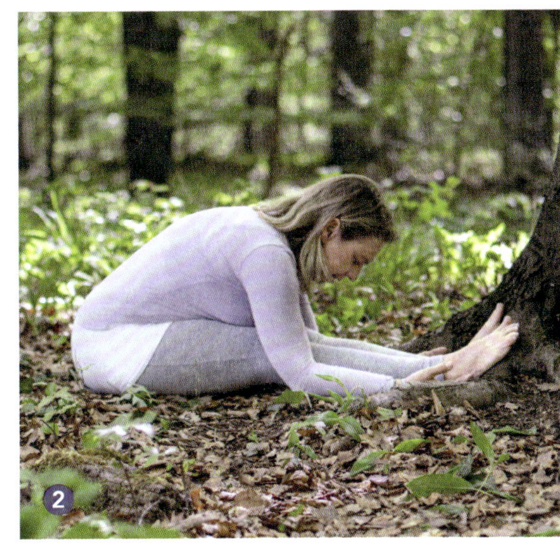
2

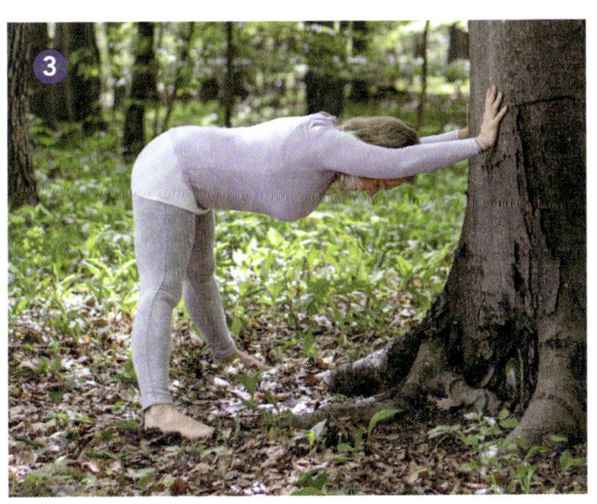
3

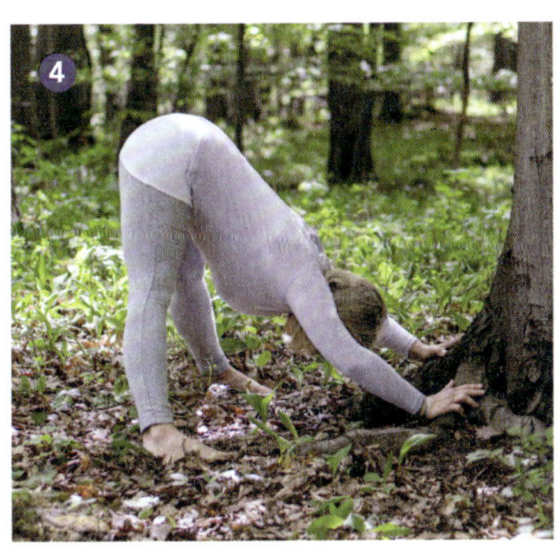
4

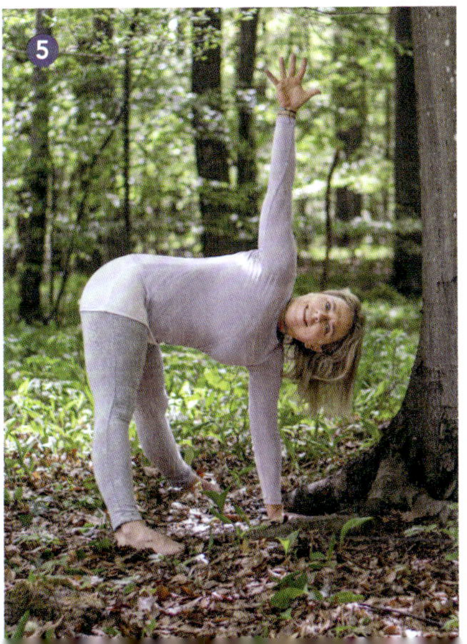
5

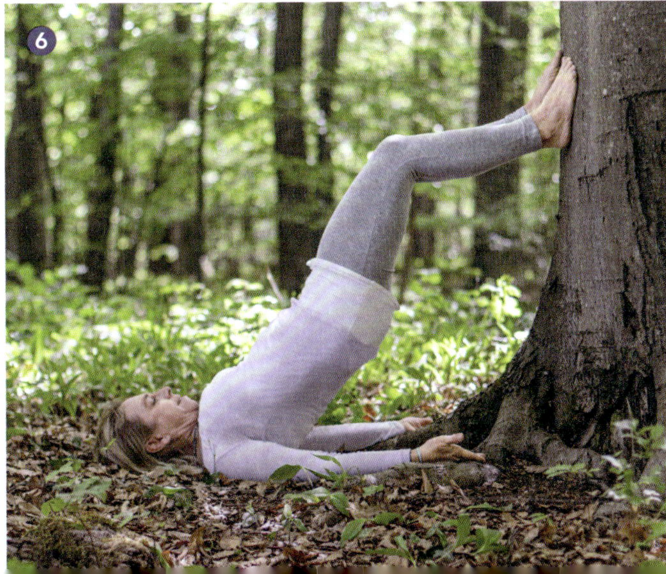
6

SHAVASANA – DIE TOTENSTELLUNG

Lass los und entspanne – normalerweise erfahren wir uns selbst in voller Aktivität. Doch es ist eine wunderbare Übung und Selbsterfahrung die Schwingung des Lebens auch einmal in vollkommener Reglosigkeit zu spüren. Shavasana reguliert unser gestresstes Nervensystem in Richtung Parasympathikus und schafft so einen Ausgleich zum hektischen Alltag.

❶ **Jede Yogapraxis mit Shavasana beenden** kann bei Unwohlsein in der Rückenlage gerne auch abgewandelt in Bauch- oder Seitlage durchgeführt werden. Die entspannende und heilsame Wirkung dieses Asana auf Körper und Geist vervielfacht sich im Wald natürlich noch. Hierzu gibt es auch interessante Erkenntnisse zur Frischluft-Liegekur: Ruhen mit leicht reduzierter Hauttemperatur führt zu einer deutlichen Entspannung bei gleichzeitiger leichter Zunahme der körperlichen Leistungsfähigkeit. Solche Anwendungen finden sich schon sehr früh in der Klimatherapie.

SUKHASANA – YOGASITZ

❷ **Setze dich entspannt und aufrecht in den Yogasitz** und lehne dich, wenn möglich, an den Stamm. Aus diesem Sitz heraus kannst du in die Drehung kommen, indem du deine Hand aufs gegenüberliegende Knie legst.

TADASANA – BERGSTELLUNG

❸ **Stelle dich mit dem Rücken zum Baumstamm,** verwurzle deine Füße und richte dein Becken auf. Entspanne deine Schultern, finde die Verbindung zwischen Himmel und Erde und lehne dich aktiv an den Stamm. Alternativ kannst du dich auch mit dem Bauch zum Stamm an deinen Baum lehnen.

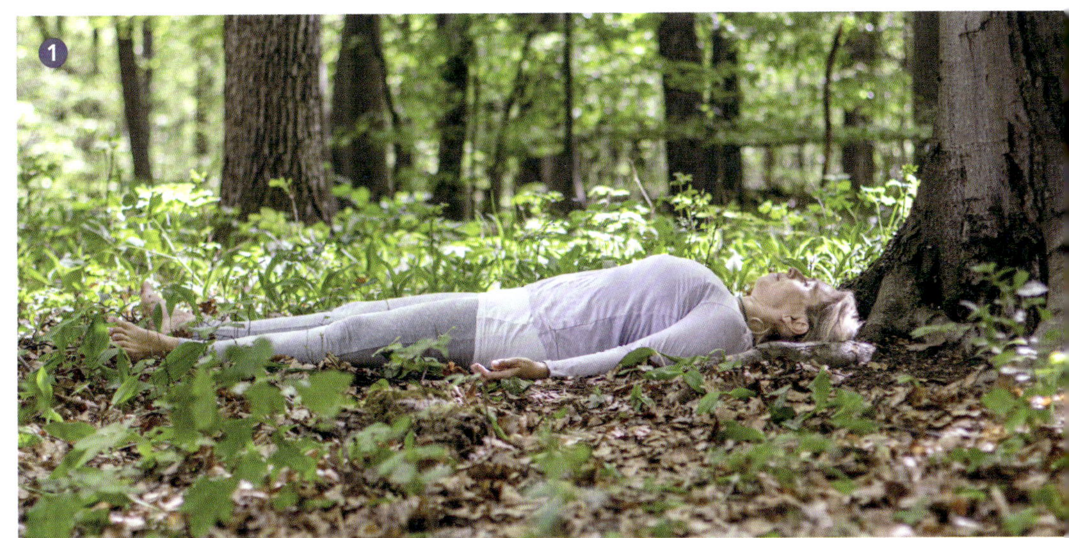
1

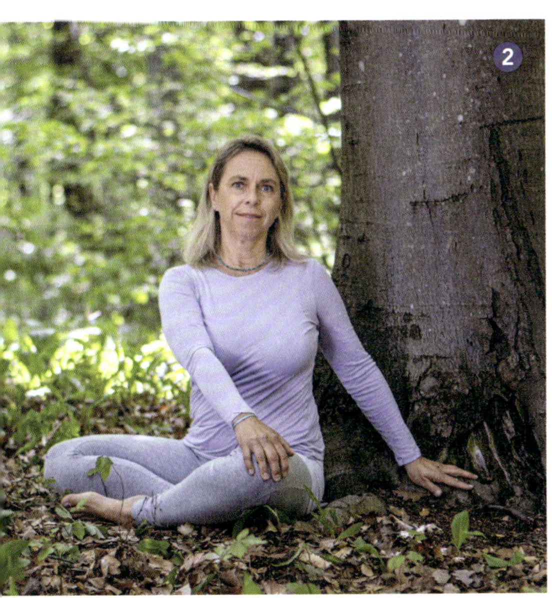
2

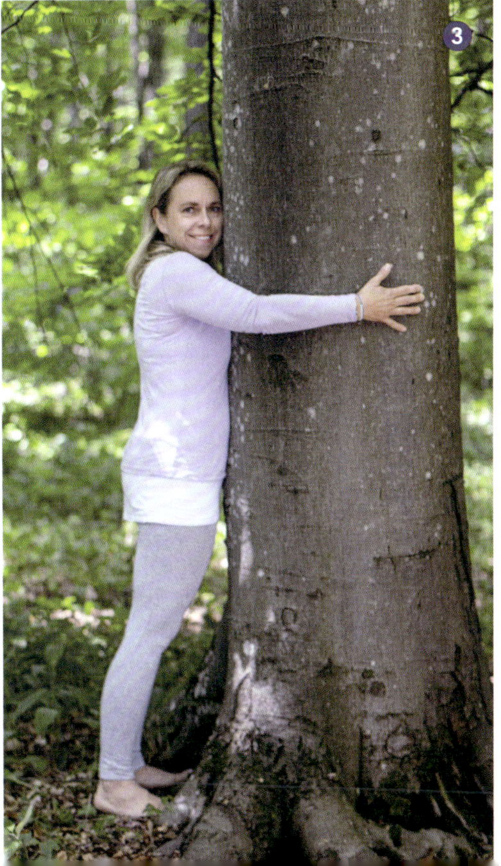
3

TRIKONASANA – DREIECK

Stelle dich mit dem Rücken zum Stamm und gehe in eine weite Grätsche. Drehe den linken Fuß nach vorne und den rechten Fuß im rechten Winkel dazu. Breite die Arme in Schulterhöhe aus.

❶ **Ziehe mit der Einatmung** deine Arme nach links. Stütze mit der Ausatmung deine linke Hand auf dein linkes Bein oder auf den Boden vor dem linken Fuß (Achtung: die Hüfte geöffnet lassen). Spüre den Stamm an deinem Rücken. Dein rechter Arm zieht senkrecht nach oben zur Baumkrone, der Blick folgt (bei Nackenschmerzen den Blick nach unten richten). Ziehe die Schulterblätter auseinander. Wechsle dann die Seite.

UPAVISTHA KONASANA – OFFENE WINKELHALTUNG

❷ **Komme aus dem Yogasitz am Stamm** in eine weite Grätsche, der Rücken bleibt gerade. Deine Füße sind aktiv: Schiebe die Fersen von dir weg. Die Sitzbeinhöcker sind fest am Boden verwurzelt. Beuge dich zur Mitte und zu den Beinen rechts und links, dein Rücken bleibt möglichst gerade.

Variation: Du kommst in eine Seitdehnung: Gleite mit dem Handrücken an der Innenseite deines Beines in Richtung Fuß entlang, deinen anderen Arm ziehst du über den Kopf. Deine Handfläche schauen zum Boden und du atmest in die offene Körperseite und Zwischenrippenräume hinein.

URDHVA PRASARITA EKA PADASANA – STEHENDER SPAGAT

❸ **Aus dem herabschauenden Hund** gehst du in den dreibeinigen Hund, wandere gleichzeitig mit den Händen näher zum Stamm und schiebe das erhobene Bein mehr und mehr nach oben.

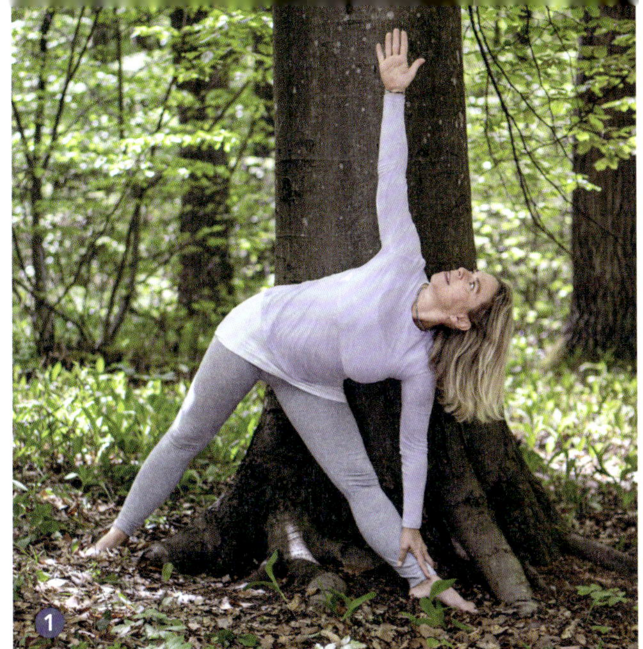
1

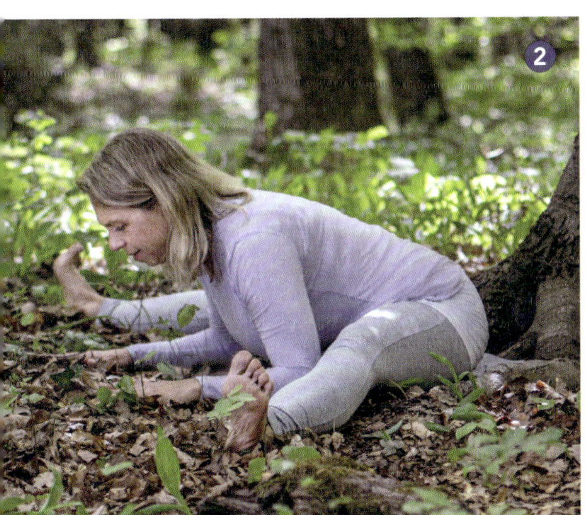
2

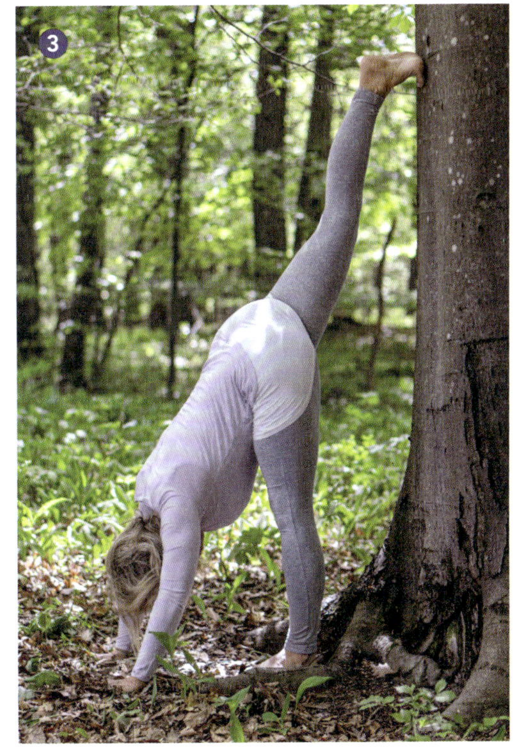
3

UTKATASANA – STUHLPOSITION

Halte etwas Abstand zum Baumstamm und stehe hüftbreit. Mit der Einatmung bringst du die Arme parallel auf Ohrenhöhe. Mit der Ausatmung gehst du in die Knie, bis das Gesäß den Stamm berührt, die Beine bleiben parallel, die Handflächen schauen zueinander.

❶ **In dieser Haltung** kannst du die Hände in einer Gebetshaltung vors Herz nehmen und eine Drehung auf beide Seiten machen. Dabei legst du bei der Drehung nach rechts, wenn möglich, den linken Ellbogen an die rechte Knie-Außenseite und drehst so den ganzen Oberkörper – danach wechselst du auf die linke Seite.

UTTANASANA – ARDHA UTTANASANA – GANZE/HALBE VORWÄRTSBEUGE

❷ **Komme etwa in Schrittweite in Tadasana,** mit Ausrichtung zum Stamm oder dem Stamm hinter dir. Ausatmend sinkst du in die stehende Vorwärtsbeuge. Lass den Nacken lang, die Kopfkrone zeigt Richtung Erde und die Arme bleiben entspannt.

❷ **Variation:** Ardha Uttanasana – halbe Vorwärtsbeuge. Der Oberkörper ist waagrecht, deine Arme sind auf Ohrenhöhe. Dein Nacken bleibt lang und deine Kopfkrone ist zum Stamm gerichtet. Ohne Baum berühren deine Fingerspitzen den Boden. Deine Knie können dabei leicht gebeugt bleiben, um den Rücken gerade zu lassen.

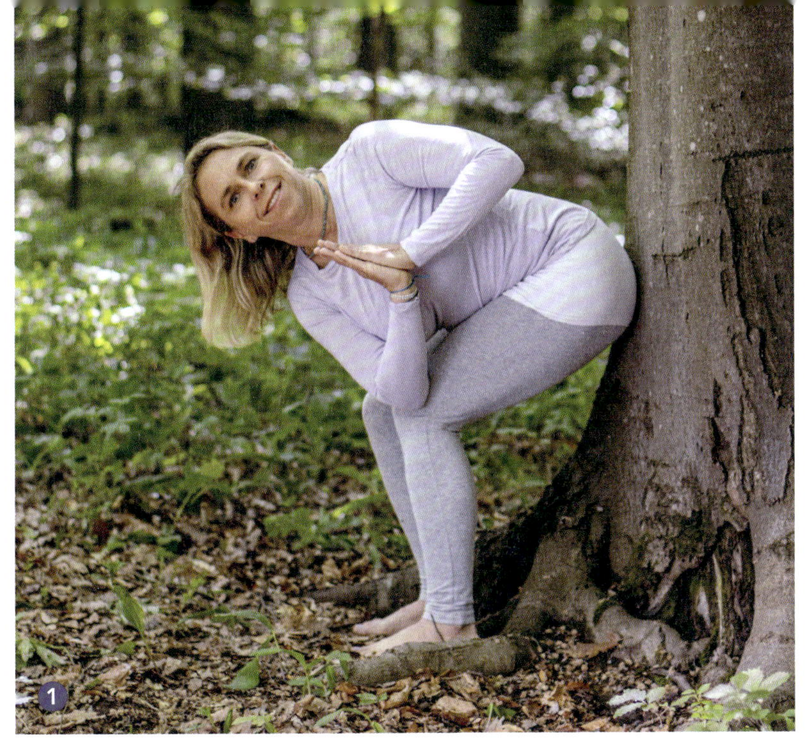

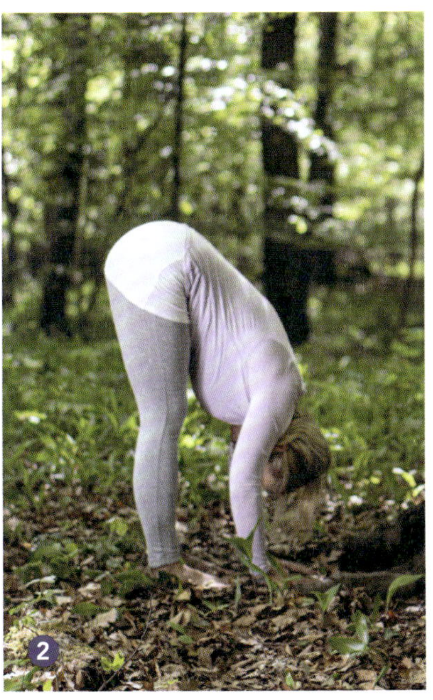

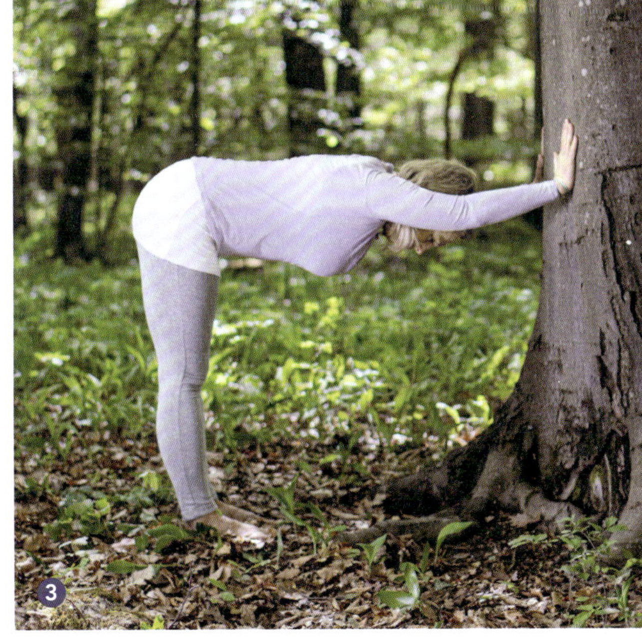

UTTHITA HASTA PADANGUSTHASANA – AUFRECHTE EINBEINSTRECKUNG

Möglichkeit 1: Fuß am Baum: Richte dich zum Baum aus, eine Beinlänge vom Stamm entfernt. Stelle ein Bein parallel zum Boden am Stamm ab, hebe deine Arme auf Ohrenhöhe und halte deine Handflächen zueinander.

1 **Variation 1:** Richte dich seitlich zum Stamm aus. Stelle das dem Stamm zugewandte Bein mit geöffneter Hüfte an den Stamm. Öffne die Arme nach oben oder zur Seite.

Variation 2: Mache eine Seitbeuge zum erhobenen Bein und ziehe den oberen Arm auf Höhe des Oberkörpers über das Ohr zum Stamm.

2 **Möglichkeit 2:** Belasse deine Hand auf Schulterhöhe am Baum als Balancehilfe. Wende deine offene Körperseite zum Stamm. Erde und verwurzele dein stammseitiges Standbein. Beuge das Spielbein und fasse mit der gleichseitigen Hand deinen Fuß. Strecke, wenn möglich, deine Knie. Jetzt kannst du das Bein nach vorne ausrichten oder die Hüfte zur Seite öffnen und das Bein zur Seite strecken.

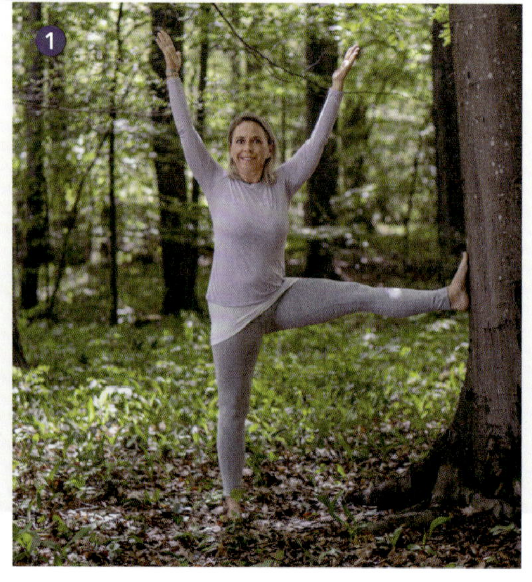

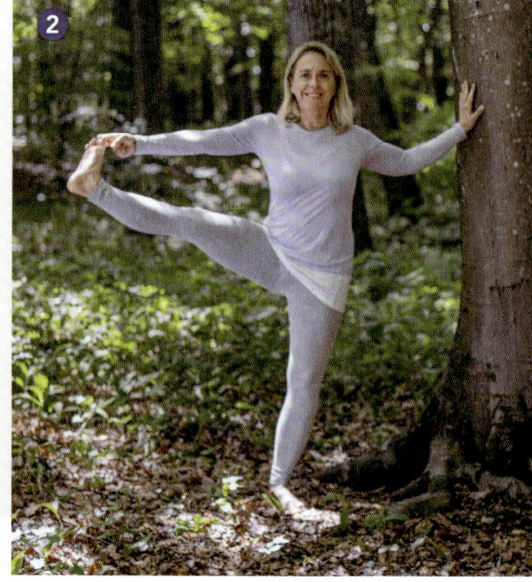

VIPARITA KARANI – SIEGEL DER UMKEHR

3 **Lege dich in Rückenlage** mit dem Gesäß nahe an den Stamm, lagere die Beine hoch und rutsche mit dem Becken nach. Die Arme legst du entspannt neben den Körper.

VIRABHADRASANA II – KRIEGER II UND FRIEDVOLLER KRIEGER

Stelle dich mit dem Rücken zum Stamm und komme in einen weiten Ausfallschritt, sodass das vordere Knie oberhalb des Sprunggelenks ist. Den hinteren Fuß drehst du jetzt in den rechten Winkel zum vorderen. Öffne deine Hüfte, wenn möglich. Spüre den Stamm im Rücken, breite die Arme in Schulterhöhe aus und blicke über die linken Fingerspitzen in die Ferne. Wechsle dann die Seite.

4 **Für den friedvollen Krieger** ziehst du den vorderen Arm über deinen Kopf, deine Halswirbelsäule folgt der Brustwirbelsäule. Den hinteren Arm legst du ans hintere Bein.

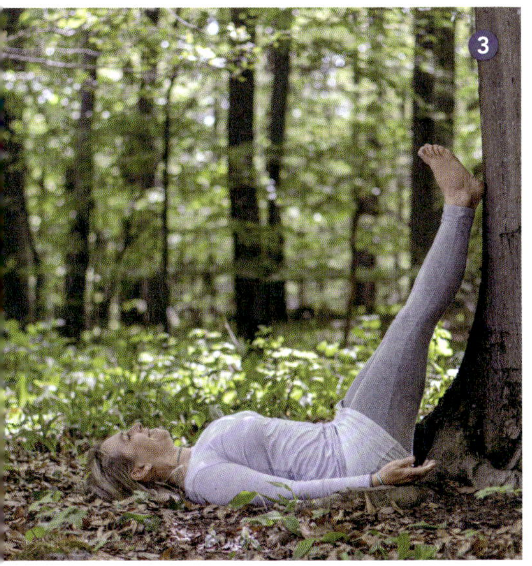

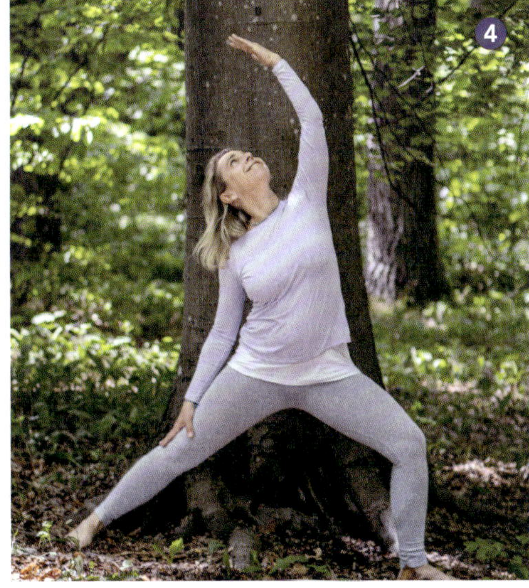

VIRABHADRASANA III – KRIEGER III

❶ **Stelle dich einen großen Schritt vom Baum weg.** Blicke zum Stamm, verlagere den Schwerpunkt auf ein Bein und hebe das andere nach hinten an. Dein Oberkörper geht nach vorne in die Waagrechte. Stütze dich mit den Händen am Stamm ab, beide Hüfthöcker bleiben parallel zum Boden.

❷ **Variation:** Stütze deinen Fuß am Baumstamm ab.

VRKSASANA – DER BAUM

❸ **Stelle dich seitlich zum Stamm,** verlagere deinen Schwerpunkt auf dein Bein beim Stamm und verwurzle dich hier gut. Hebe das andere Bein und lege es mit dem Fuß am Standbein ab (nicht direkt auf dem Kniegelenk, nutze den Stamm als Balancehilfe).

Variation 1: Deine innere Hand ist am Baum und die äußere auf dem Oberschenkel abgelegt.

Variation 2: Du umarmst mit dem inneren Arm den Baum, den äußeren Arm streckst du hoch.

❹ **Variation 3:** Mache eine Seitbeuge in Richtung Stamm oder weg vom Stamm.

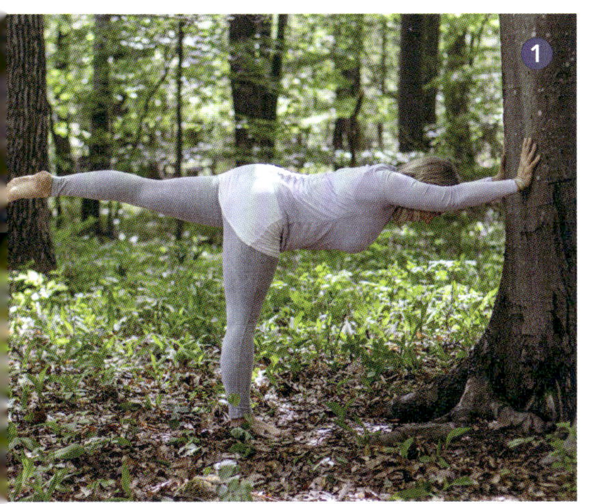
1

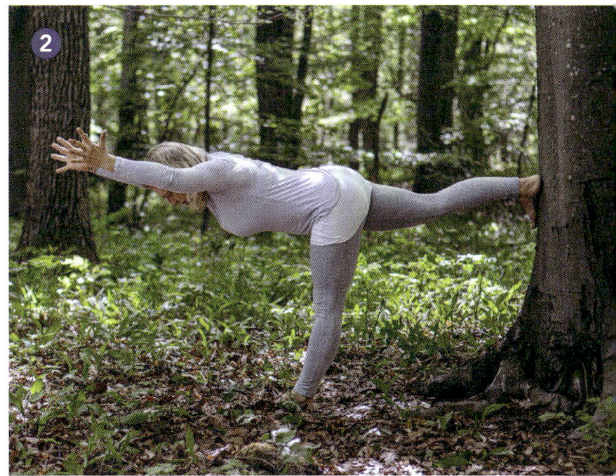
2

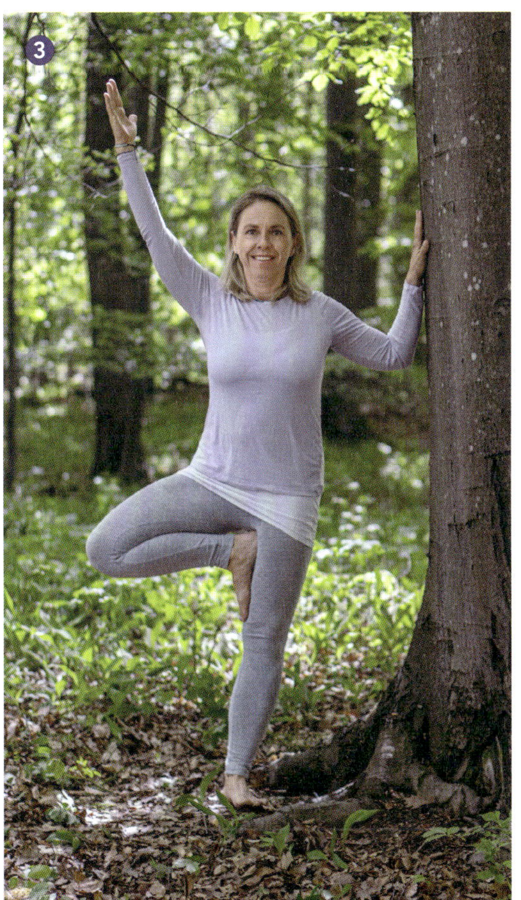
3

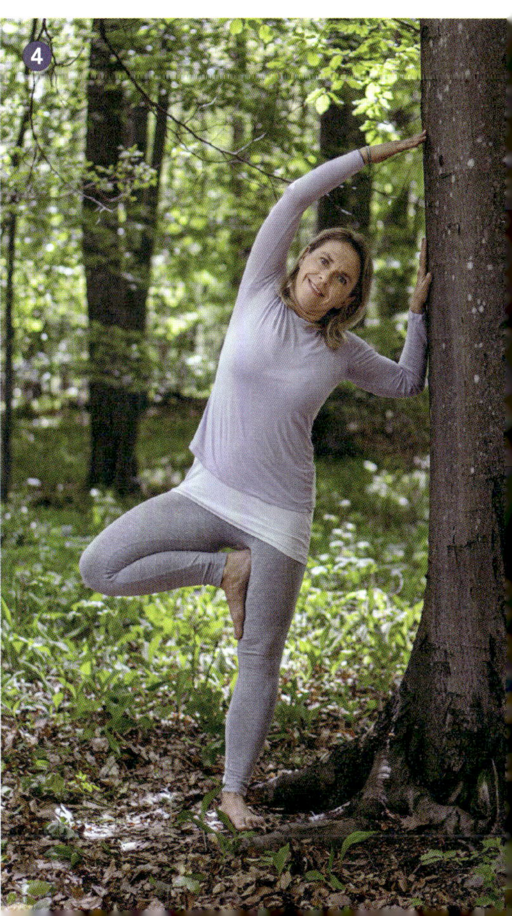
4

Pranayama – Atemübungen

Einen gleichwertigen Stellenwert haben Atemübungen im Yoga. Du kannst sie im Stehen, Sitzen oder Liegen machen, in eine Meditation integrieren oder einfach irgendwann während deines Waldaufenthalts ganz nach Gefühl einfließen lassen. Beim Stehen oder Sitzen ist es wichtig, dass du dich ausreichend aufrichtest, um tief atmen zu können. Weitere Tipps hierzu erhältst du im Kapitel »10 ganzheitliche Programme« (S. 105). Angepasst an die Gegebenheiten im Wald und die heilsame Wirkung der Waldluft, findest du im Folgenden die wirkungsvollsten Atemübungen, die du in dein Waldyoga-Übungsprogramm integrieren kannst.

ÜBUNG

LICHTATMUNG

Lass mit jeder Einatmung Sonnenlicht in deinen Körper strömen. Ausatmend kannst du alles, was du als hinderlich und beschwerend empfindest, loslassen. Mit jedem Atemzug nährst du deinen Körper mit Licht. Du lässt die Sonnenstrahlen in jede Zelle deines Körpers fließen. Wenn du möchtest, kannst du dir auch vorstellen, wie sich deine Aura, die Energiehülle um deinen Körper, mit Sonnenlicht füllt und deine ganze Schwingungsfrequenz anhebt. Diese Atmung ist auch im Liegen möglich.

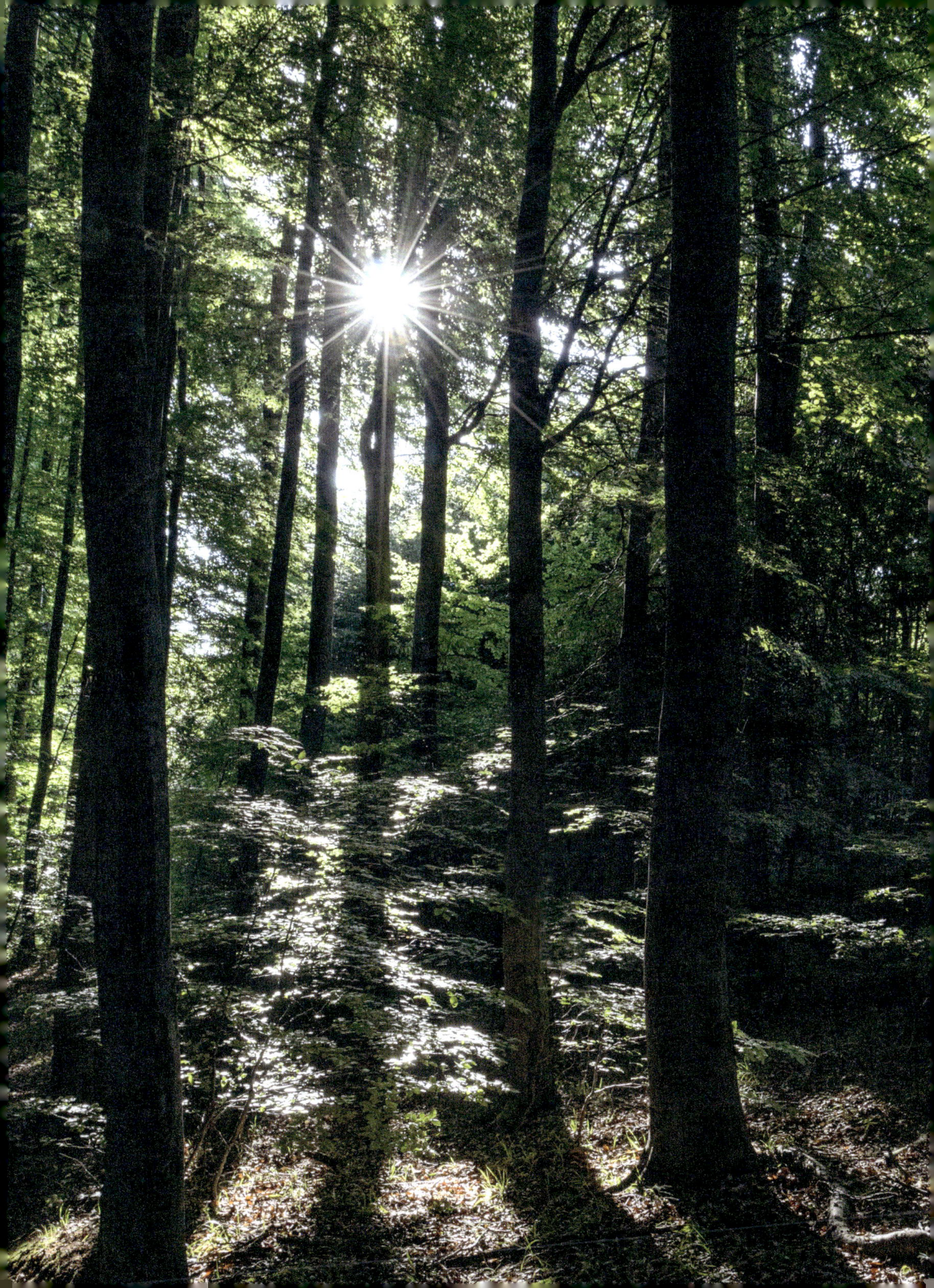

HERZATMUNG

Stelle dir vor, du würdest dein Herz atmen lassen. Atme über die Vorderseite deines Herzens (Brustbein) ein und spüre, wie dein Herz weit wird. Atme über die Rückseite (Brustwirbelsäule) wieder aus. Dann atmest du wieder über die Rückseite ein und über die Vorderseite aus.

Stelle dir vor, wie dein Herz lächelt und sich freut, dass es endlich frei atmen kann. Jede Enge darf aus dem Brustkorb weichen. Diese Atmung ist auch im Liegen möglich und aktiviert dein Herzchakra.

MONDATMUNG (CHANDRA BHEDANA)

Mit Daumen und Ringfinger verschließt du abwechselnd deine Nasenlöcher, Zeige- und Mittelfinger legst du an die Handfläche. Verschließe das rechte Nasenloch und atme durch das linke Nasenloch die Mondenergie ein. Verschließe das linke Nasenloch und atme durch das rechte Nasenloch aus. Atme auf diese Art weiter von links nach rechts. Die Ausatmung sollte etwa doppelt so lange dauern wie die Einatmung. Diese Atmung wirkt entspannend und beruhigend und hilft dir wieder ins Gleichgewicht und zur Ruhe zu finden.

SONNENATMUNG (SURYA BHEDANA)

Diesmal atmest du immer von rechts nach links, das heißt, du beginnst bei der Einatmung mit dem rechten Nasenloch und atmest mit dem linken Nasenloch aus. Wie bei der Mondatmung machst du abwechselnd weiter. Die Sonnenatmung wirkt aktivierend, belebend, stimmungsaufhellend und bringt dir neue Energie.

UJJAYI (DER SIEGREICHE ATEM)

Ujjayi ist eines der Basis-Pranayamas aus dem Hatha Yoga. Sie wird auch als »Atmung mit dem Reibelaut« bezeichnet, da man beim Ein-

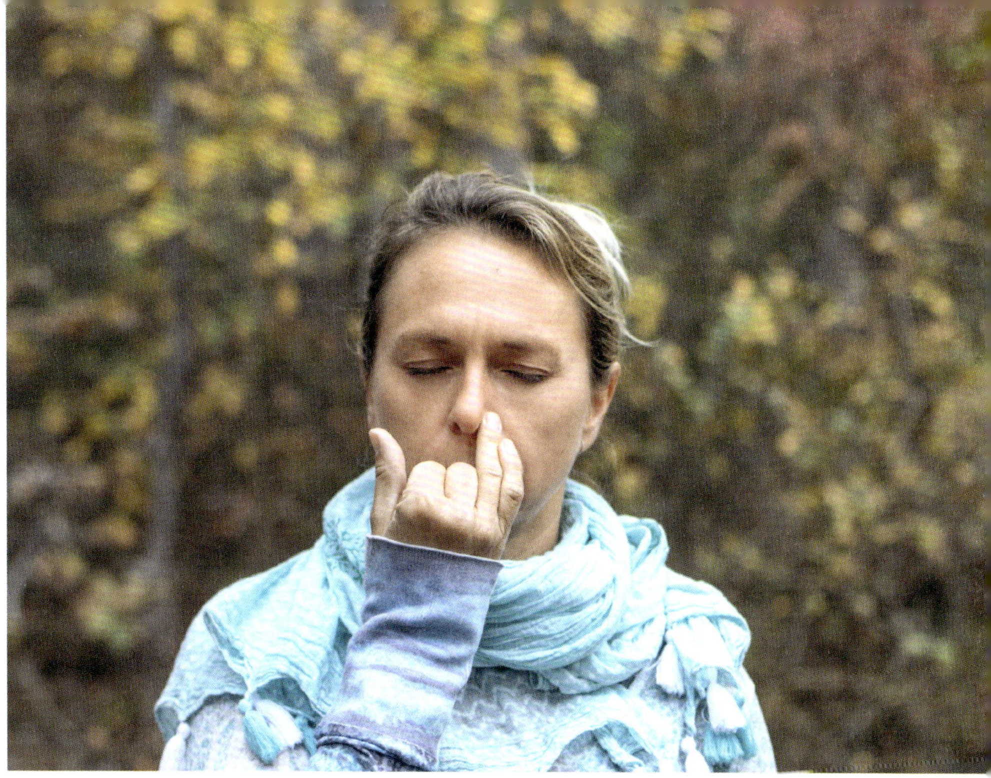

und Ausatmen ein reibendes Geräusch hört. Hier geht es um den Sieg über die Atemmuster im Alltag, indem man sich seine Atmung bewusst macht. Sie beruhigt, regeneriert den Geist und kräftigt die Atemmuskulatur.

Atme zunächst mit geöffnetem Mund aus und hauche ein stimmloses »Haaa«, ähnlich als würdest du einen Spiegel anhauchen. Ohne etwas an diesem Geräusch zu ändern, schließt du nach ein paar Atemzügen den Mund und atmest durch die Nase aus. Das Atemgeräusch bleibt aufgrund der Formung deines Gaumens und der Stimmlippen erhalten, auch wenn du nur durch die Nase weiteratmest. Schließlich kannst du dieses Geräusch auch beim Einatmen durch die Nase beibehalten.

Dein besonderer Kraftort

Durch die Wahl deines Waldyoga-Platzes kannst du viel Einfluss auf die Wirkung deiner Übungen nehmen. Du hast einige Möglichkeiten der Herangehensweise, wenn es darum geht, den für dich am besten geeigneten Ort auszuwählen. Wenn du dich für einen Baum entschieden hast, dessen Stamm aber für deine Übungspraxis nicht gut zugänglich ist, dann übe einfach neben dem Baum. Die Aura eines Baumes ist so groß, dass du mit Sicherheit auch ohne den Stamm zu berühren wunderbar mit ihm in Verbindung kommen kannst.

Gehe z. B. in deinen Lieblingswald oder zu deinem Lieblingsbaum und hole dir all das, was du über ihn weißt, ins Bewusstsein. Bei den folgenden zehn Yoga-Programmen kannst du entweder nach dem Baum, einem Jahreskreisfest oder einem Kraftort auswählen.

Solltest du ein spezielles Anliegen oder Bedürfnis haben, mit dem du in den Wald gehst, dann kannst du auch entsprechend diesem Thema dein Programm aussuchen.

Es ist auch möglich, alle Übungen nach Belieben frei auszuwählen und dein eigenes Programm zusammenzustellen.

Egal, wofür du dich entscheidest und was du gerade brauchst: Es ist wichtig, dass du den Ort zum Üben achtsam wählst. An deinem Platz angekommen kannst du die Energie dort einfach mal auf dich wirken lassen. Fühlst du

Tief in jedem von uns lebt ein Wesen,
das zur Trommel tanzt und Heilkunde aus einer
Zeit kennt, als wir noch Pflanzen sprechen
hörten – ein Wesen, das nach Ruhe sucht
und wieder im Gleichgewicht mit Erde, Himmel,
Feuer und Wasser lebt

Tamarack Song

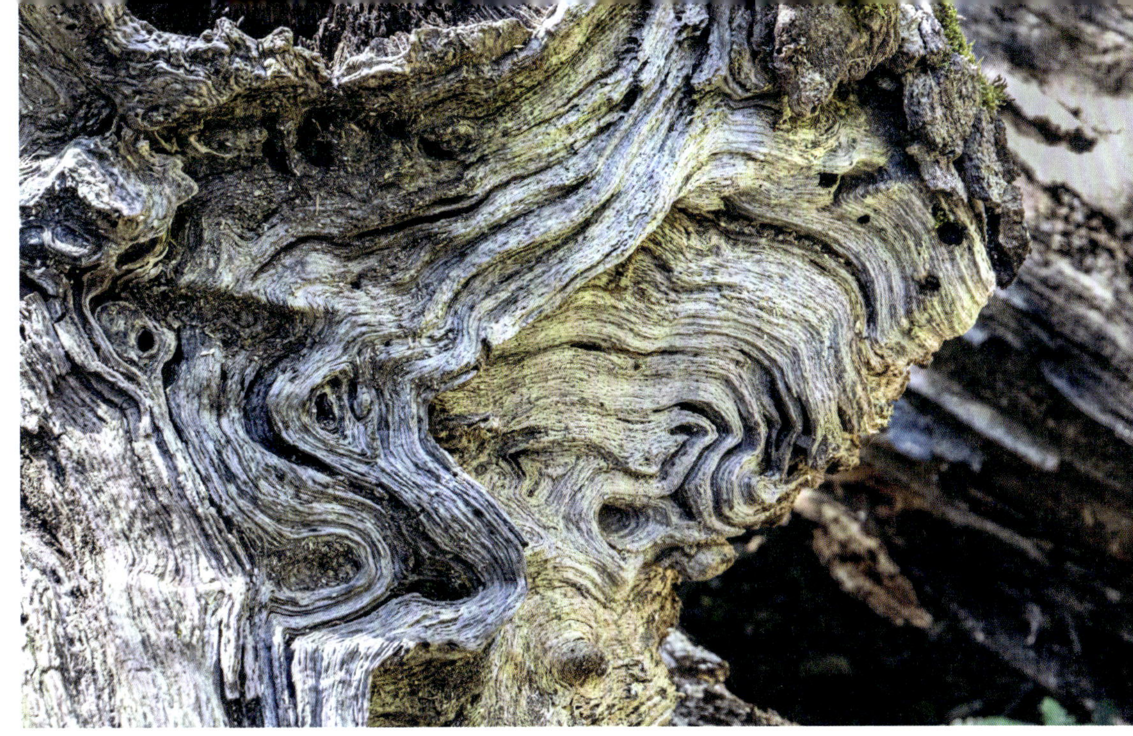

▲ Die Wahl des richtigen Kraftorts ist schon die erste Achtsamkeitsübung: Wo fühle ich mich wohl? Wo spüre ich positive Energie?

dich dort geborgen? Umgibt dich eine freundliche, angenehme Stimmung? Hast du ein Gefühl von Weite und Leichtigkeit, wenn du dich in das Kraftfeld deines Baumes begibst? Oder hast du den Impuls den Platz doch wieder zu verlassen? Energien an Plätzen können sich auch sehr schnell ändern. Ein Ort, der dir am Vortag noch als passend erschienen ist, könnte heute vielleicht auch aufgrund deiner eigenen aktuellen Verfassung und Stimmung nicht der richtige sein.

Spüre hier ganz genau in dich hinein und höre auf deine Intuition, dein Bauchgefühl oder dein Herz, wo du zum Zeitpunkt deiner Waldyoga-Praxis von den umgebenden Energien optimal unterstützt wirst. Vielleicht möchtest du auch eine Art Schutz-Lichtkreis um deinen Yogaplatz ziehen. Stelle dir einfach vor, wie du Sonnenlicht von oben an die Stelle schickst, an der du übst, mit der Bitte, dass alles nur zu deinem Besten geschehen möge. Wenn du dich dann für den Platz entschieden hast, ist zu Beginn oder am Ende deiner Praxis ein kleines Dankbarkeitsritual sehr schön, bei dem du dich bei allen Wesenheiten des Waldes, den Pflanzen und Mutter Erde bedankst. Vielleicht gibt es auch einige Affirmationen oder ein Mantra, das du dir für den Beginn oder das Ende deiner Praxis überlegen möchtest und deinen Waldaufenthalt abrundet.

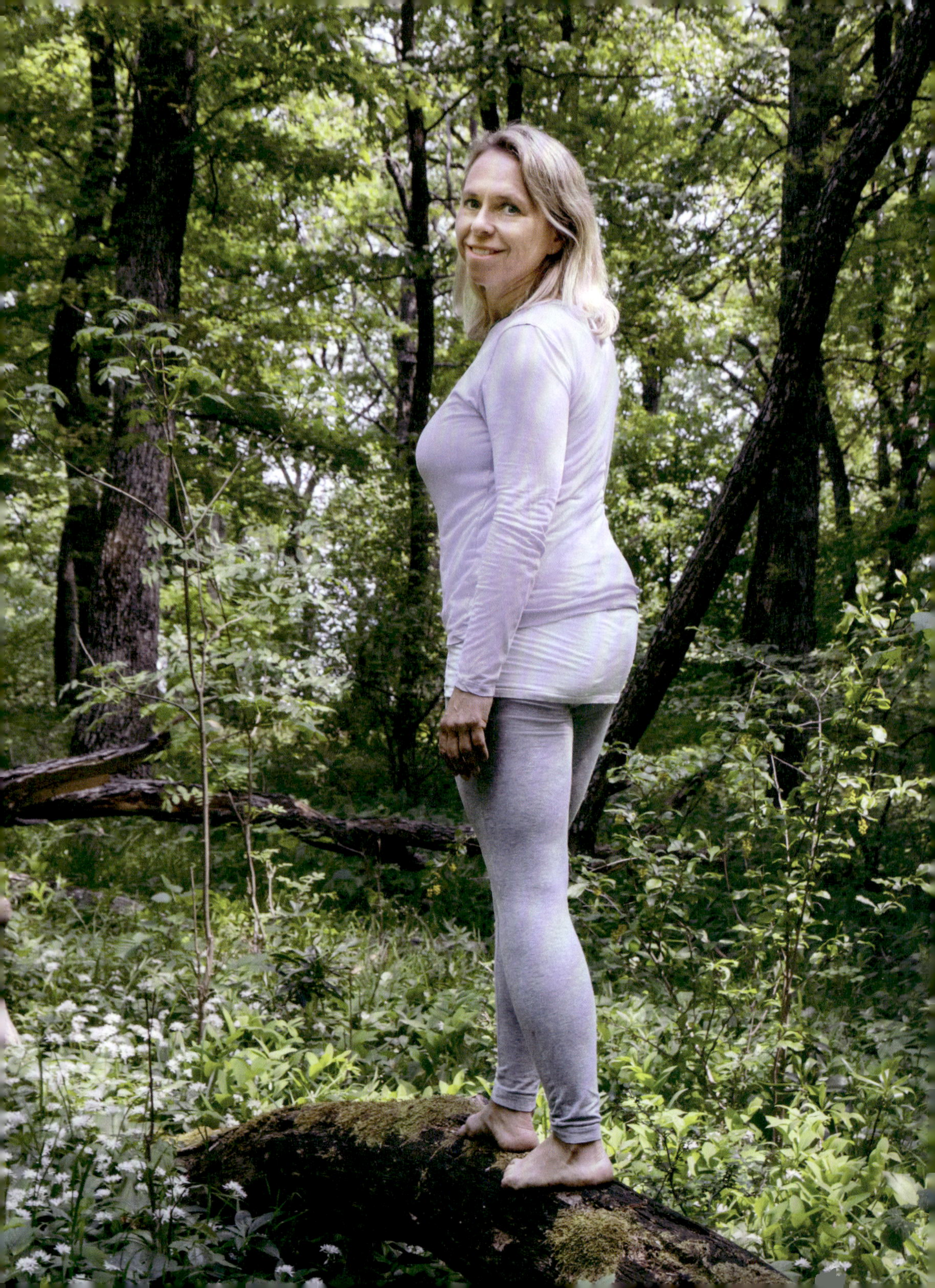

10 ganzheitliche Programme

Du bist gestresst, traurig oder kraftlos? Möchtest etwas aus deinem Leben verabschieden oder benötigst Mut für den nächsten Schritt? Dann findest du hier die richtigen Übungen und Kraftorte für deine Lebensthemen. Die kraftvolle Verbindung zu den passenden Waldpflanzen und Helfertieren hilft dir, deinen eigenen Weg zu finden.

Waldyoga für verschiedene Bedürfnisse

Die vorgestellten Programme zum jeweiligen Bedürfnis sollen dir lediglich als Leitfaden dienen. Du entscheidest, welche der Elemente du mit einbeziehen möchtest und welche nicht. Du kannst alle Programme individuell abwandeln. Bei manchen Bedürfnissen gebe ich dir noch Vorschläge für andere Übungen im Wald an die Hand, die gut zum Thema passen. Verlass dich auch hier auf deine Intuition und nutze das Angebot so, wie es für dich, in deiner Situation, stimmig ist.

Die Mobilisation kannst du frei wählen (s. S. 63) und auch deinem Standort anpassen. Je nachdem, ob du z. B. eine Geländeerhöhung in der Nähe hast oder nicht. Wenn du dich sehr kraftvoll aufwärmen möchtest, dann bietet sich immer der Sonnengruß auf der Geländeerhöhung an. Beide Sonnengrüße kannst du aber auch unabhängig von allen anderen Übungen jederzeit machen.

Die Auswahl der Asanas passt energetisch und von ihrer Wirkung zum jeweiligen Bedürfnis. Es sind kleine Abläufe – Flows –, die gut hintereinander und auch mehrmals geübt werden können. Natürlich kannst du dir auch nur einzelne Übungen herausnehmen und ohne Programm praktizieren. Die einzelnen Yogapositionen hältst du am besten 3–5 Atemzüge, achte aber auch hier darauf, dass es sich für dich gut anfühlt. Bei Asanas, die sich nach einer Seite ausrichten, führe immer beide Richtungen aus, einmal nach links und einmal nach rechts.

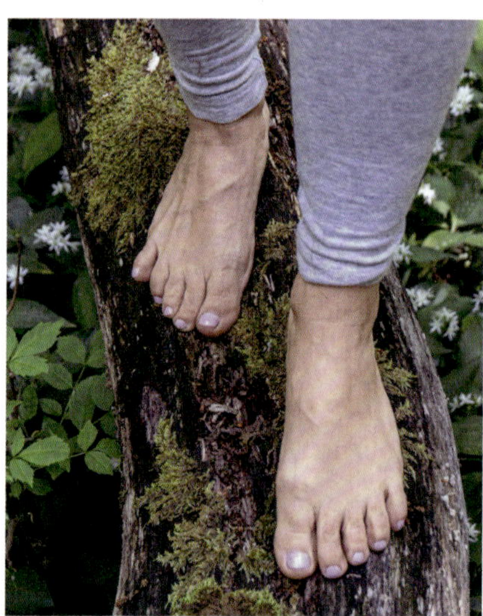

▲ Nicht jeder Tag ist gleich – mal benötigst du Entspannung, mal fehlt dir Energie oder Orientierung.

Kraft tanken

Dieses Programm eignet sich wunderbar, um wieder zu Kräften zu kommen. Vielleicht fühlst du dich nach einer Erkrankung noch etwas schwach, auch wenn du schon gesund bist, oder hast dich in letzter Zeit ein wenig übernommen und nicht gut genug auf dich geschaut. Möglicherweise steht dir aber auch eine schwierige Aufgabe oder eine anstrengende Zeit bevor und du möchtest dich dafür gut vorbereiten. Auch hinsichtlich Situationen und Entscheidungen, für die du ein wenig Mut brauchst, kann dich dieses Programm stärken. Du findest hier also gute Tipps, um dich zu kräftigen, Mut zu sammeln und zusätzlich gut mit dem Element Erde zu verbinden.

KRAFTQUELLEN

Kraftort

Wasserfall, Felsen und Steine, Waldweg

Baum Eiche

Sie kann dir mit ihrer Fähigkeit zum blitzartigen Hellwissen helfen. Wenn du mit der Eiche in Verbindung bist, erscheint dir plötzlich alles Mögliche ganz klar.

Asanas

Tadasana (Blick weg vom Baum, Bergstellung) – Virabhadrasana II (Krieger II) – Trikonasana (Dreieck) – Utkatasana (Stuhlposition) – Malasana (Tiefe Hocke) – Vierfüßer – Adho Mukha Svanasana (Herabschauender Hund) – Uttanasana – Urdhva Prasarita Eka Padasana (Stehender Spagat) – Uttanasana – Navasana (Boot) – Viparita Karani (Siegel der Umkehr)/Sarvangasana (Schulterstand) – Shavasana (Totenstellung)

Krafttier Hirsch

Als Krafttier aus dem Wald kann dich der Hirsch bei diesem Thema gut begleiten. In der keltischen Mythologie erscheint er als »Cernunnos«, Hirsch- oder Naturgott, oftmals auch als »Grüner Mann« beschrieben, der sich zu Beltane mit der Erdgöttin vereinigt. Majestätisch lebt er zurückgezogen im Wald und strotzt vor Kraft. Er fordert dich auf mutig dein Leben zu leben, deiner inneren Weisheit zu folgen und dich für das, was dir wichtig ist einzusetzen und notfalls zu kämpfen. Er gibt dir die Kraft den Hindernissen auf deinem Weg besonnen zu begegnen und wohlüberlegt zu han-

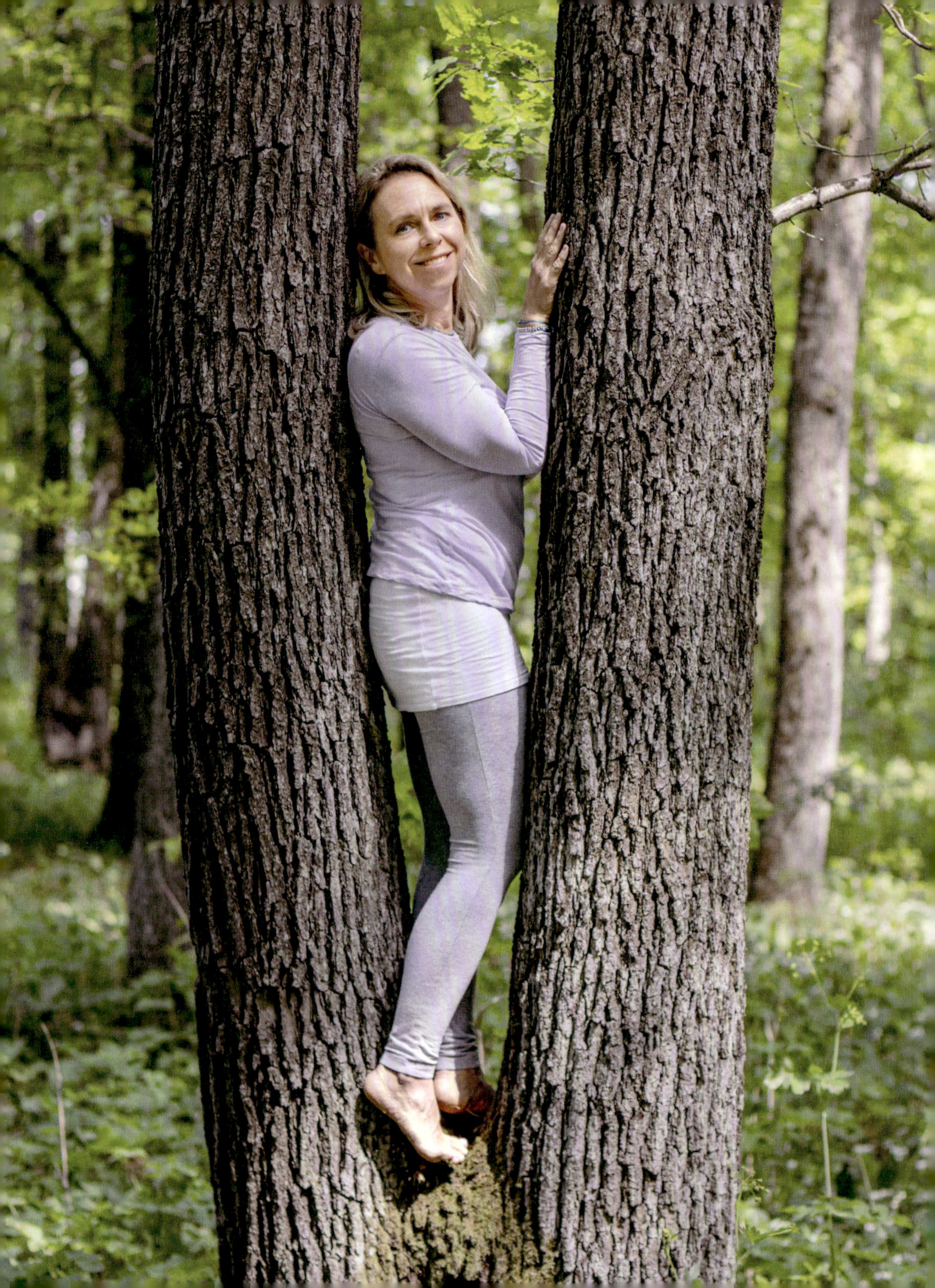

deln. Er verkörpert auch durch das zyklische Abwerfen seines Geweihs, das jedes Jahr prachtvoller und kräftiger nachwächst, die Regenerationskraft. Er zeigt dir, dass auch du dich immer wieder regenerieren und erneuern kannst und auch nach schwierigen Zeiten wieder in deine volle Kraft finden wirst.

Waldpflanze Bärlauch

Er kann dich auch dabei unterstützen wieder zu Kräften zu kommen. Der Bärlauch ist bärenstark und wächst in Mitteleuropa als Frühblüher in Laubwäldern. Zu dieser Zeit kannst du auch seine grobstoffliche reinigende und kräftigende Kraft in der Küche nutzen und Tinkturen, Essige oder Salze für das ganze Jahr herstellen. Du kannst dich jedoch zu jeder Zeit und an jedem Ort mit dem mächtigen Pflanzengeist des Bärlauchs verbinden und dich von ihm begleiten lassen. Auch hier findest du Stärkung, Kräftigung und Reinigung, sodass du wieder mit voller Kraft dein Leben genießen kannst. Am besten, du verwendest bei dem Programm die Sonnenatmung, um dich kraftvoll aufzuladen.

Tipp: Abstreifen

Krankheiten, Schwäche und Sorgen lassen sich an Bäumen abstreifen. Die Eiche eignet sich hierzu sehr gut. Generell kommen dafür besonders sogenannte »Zwieselbäume« in Frage, bei denen sich ein Stamm teilt und man zwischen den beiden Stämmen durchschlüpfen kann. Auch Felsspalten eignen sich dafür, genauso wie etwa Brombeerranken im Wald.

Setze eine Intention oder eine Bitte, bevor du dich bei dem passenden Baum, Strauch oder Felsen abstreifst.

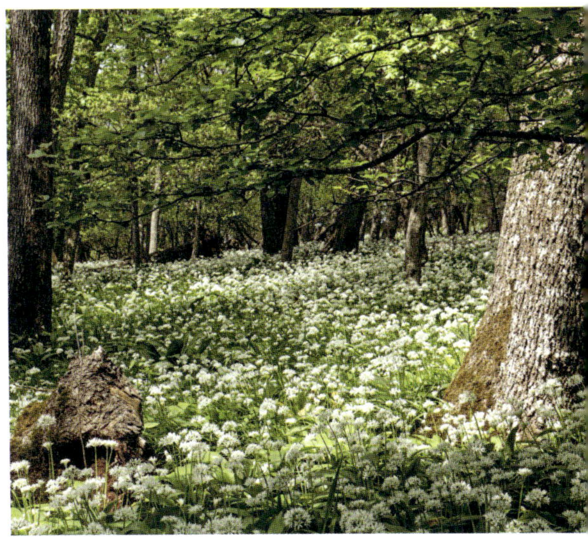

► Lass dich vom Bärlauch mit neuer Energie und Zuversicht aufladen.

◄ Zwieselbäume eignen sich hervorragend, um an ihnen alles abzustreifen, was du loslassen möchtest.

ÜBUNG

KRAFTKREIS LEGEN

Du kannst die kraftvolle Wirkung deiner Waldyoga-Praxis auch verstärken, indem du zu Beginn an deinem Kraftort einen Steinkreis legst.

Sammle dafür kleine Steinchen und lege den Kreis groß genug, damit du dich hineinstellen oder setzen kannst. Sollten keine Steine in der Nähe sein, kannst du den Kreis auch mit Zapfen oder Ästen legen.

Vielleicht möchtest du den Kreis und dich selbst abräuchern, bevor du dich hineinstellst oder setzt. Nutze diesen kraftvollen Schutzkreis nun für deine Atemübungen, deine Pflanzenbegegnung, die Kontaktaufnahme mit dem Krafttier oder eine Meditation.

Du kannst die Elemente und Naturwesen einladen und miteinbeziehen – wie bei jedem klassischen Ritual auch. Denke immer daran, dich nach Abschluss deines Rituals zu bedanken, allein dafür, dass du diesen Platz nutzen durftest.

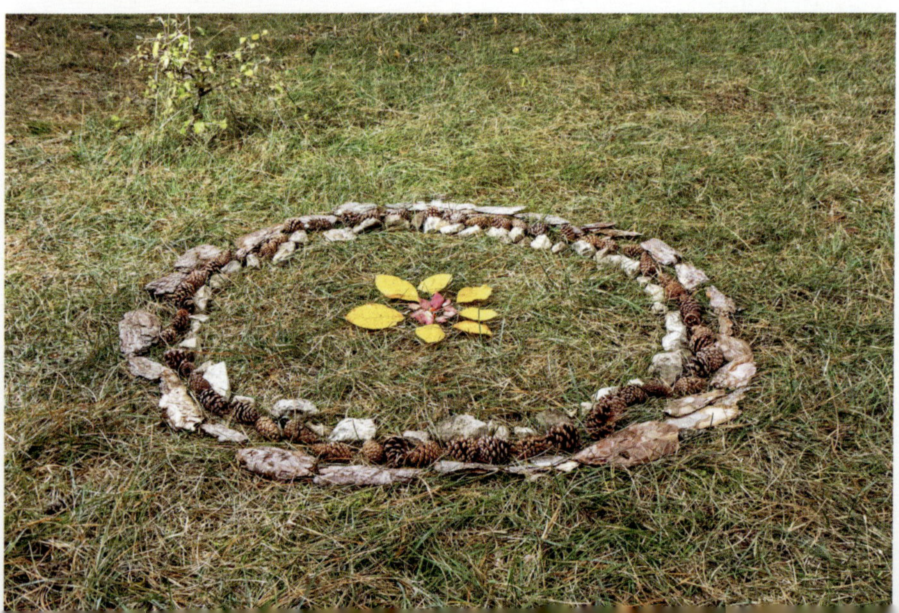

Ruhe und Entspannung genießen

Wann immer du dich müde und erschöpft fühlst oder das Gefühl hast, dich im Alltag verloren zu haben, dann genieße dieses Programm, um wieder in deine Mitte zu kommen. Es geht hier auch um Selbstfürsorge und Selbstliebe, die vielleicht in letzter Zeit zu kurz gekommen, aber unglaublich wichtig sind, um heil zu bleiben oder zu werden. Auch wenn deine Stimmung schwankt oder du spürst, dass dir alles zu viel ist, wird dir dieses Programm Ausgleich bringen. Lass dir hier besonders viel Zeit fürs Ankommen und für die Endentspannung.

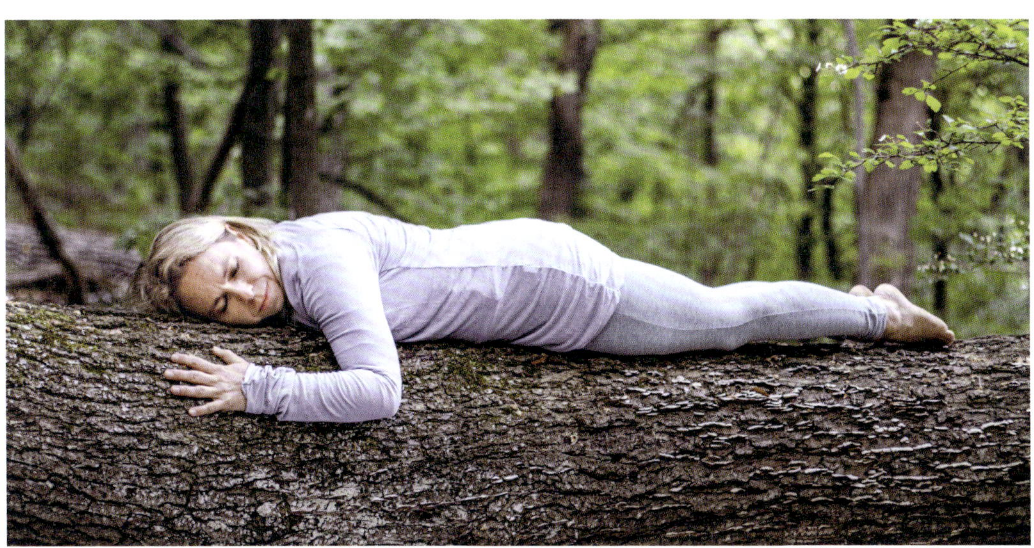

▲ Gerade in unserer schnelllebigen Zeit sind Ruhepausen und Erholungsinseln sehr wichtig.

KRAFTQUELLEN

Kraftort

Lichtung, See, Waldweg

Baum Linde

Die liebende, schützende und stimmungsaufhellende Ausstrahlung der Linde wird dich beim Entspannen und Rückzug aus dem Alltag gut unterstützen und wieder zur Ruhe finden lassen.

Asanas

Tadasana (Bergstellung) – mit dem Rücken zum Baum drehen – Bujangasana (stehende Kobra) – nach hinten über den Kopf zum Stamm greifen und das Herz öffnen – Uttanasana (Stehende Vorwärtsbeuge) – Adho Mukha Svanasana (Herabschauender Hund) – Vierfüßer – Balasana (Stellung des Kindes) – Sukhasana (Yogasitz) – Janu Sirsasana (Kopf-Knie-Haltung) – mit Vorwärtsbeuge und gedreht – Dandasana (Langsitz) – am Baumstamm anhalten, Herz öffnen – Paschimottanasana (Sitzende Vorwärtsbeuge) – Shavasana (Totenstellung)

Pflanze Johanniskraut

Das Johanniskraut trägt durch seine sonnengelbe Farbe und seine Blüte rund um die Sommersonnenwende die Kraft der Sonne in sich. Johanniskraut-Öl wirkt herrlich lösend bei Verspannungen rund um die Wirbelsäule, und eine Tinktur kann so manche depressive Verstimmung lindern, da das Johanniskraut stimmungsaufhellend wirkt. Seine entspannende und beruhigende Wirkung bei Nervosität ist beachtlich und inzwischen auch wissenschaftlich erwiesen. Wenn du rein feinstofflich mit dem Johanniskraut in Verbindung trittst, dann lass dich von dem schützenden, lichtvollen Mantel umhüllen und nimm wahr, wie alle Anspannung, schlechte Stimmung oder auch Ängste sich auflösen.

► Der Bär steht für Heilung, Schutz und Rückzug – er erinnert dich an deine Selbstfürsorge.

Krafttier Bär

Der Bär hat in vielen alten Kulturen eine lange schamanische Tradition als Krafttier. Er be-

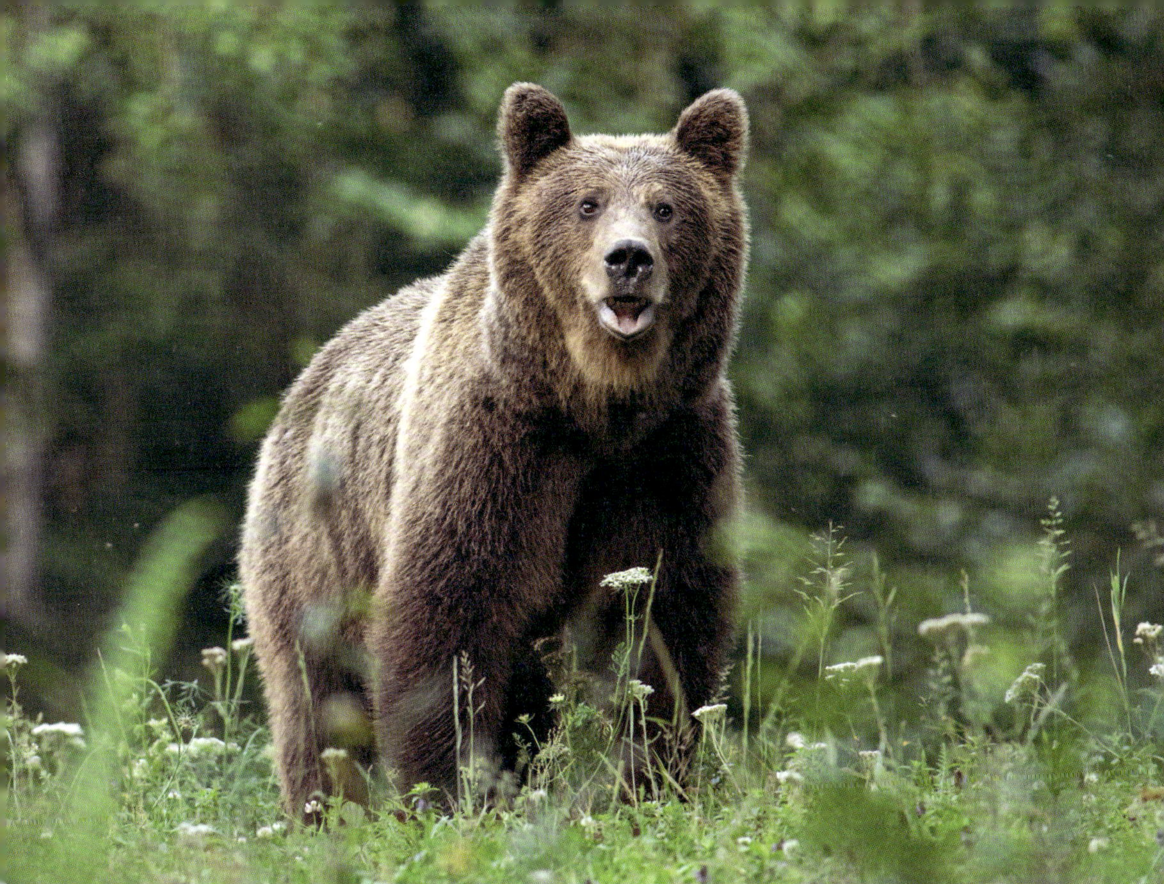

sitzt eine große Heil- und Schutzkraft, verleiht Mut und Stärke, versteht es aber auch, sich in seine Bärenhöhle zurückzuziehen, damit er nach der Winterruhe wieder bereit ist, mit voller Kraft in die Welt hinauszutreten. Der Bär ist also in vielerlei Hinsicht ein wunderbares Helfertier. Mit seiner Unterstützung kannst du dir auch deine persönliche Rückzugs-Bärenhöhle schaffen, dich selbst pflegen und für dich sorgen, um danach wieder gestärkt und vielleicht ein bisschen weiser deines Weges zu gehen.

Herzatmung

Führe sie wie beschrieben (s. S. 100) durch und stelle dir vor, dass du all die Themen, die dich aus der Ruhe bringen oder stressen, aus deinem Herzen herausatmest und es sich mit jedem Atemzug weiter und leichter anfühlt.

Chandra Bhedana (Mondatmung)

Dieses Pranayama bringt dir die Ruhe und Entspannung, die du jetzt brauchst. Du kannst die Mondatmung auch zusätzlich am Abend oder vor dem Schlafengehen anwenden.

ÜBUNG

WALDMANDALA

Sammle auf deinem Weg zu deinem Kraftort oder in seiner Umgebung Steine, Schneckenhäuser, Blätter, Zapfen oder Ästchen. Auch schöne Blumen kannst du pflücken, achte dann aber besonders darauf, dass diese nicht geschützt sind, und sei dir bewusst, dass du hier ein Lebewesen mitnimmst. Aus mit Achtsamkeit und Rücksicht gesammelten und gepflückten Naturmaterialien werden besonders berührende und kraftvolle Mandalas.

Das Legen eines Mandalas bietet sich besonders zum Abschluss deiner Waldyoga-Einheit an, als Dankeschön an den Baum, den Platz und die Naturwesen. Es bringt dir innere Ruhe und Gelassenheit und lenkt deinen Blick wieder auf die wirklich wichtigen Dinge in deinem Leben, die anderen können guten Gewissens warten, bis du wieder dafür bereit bist.

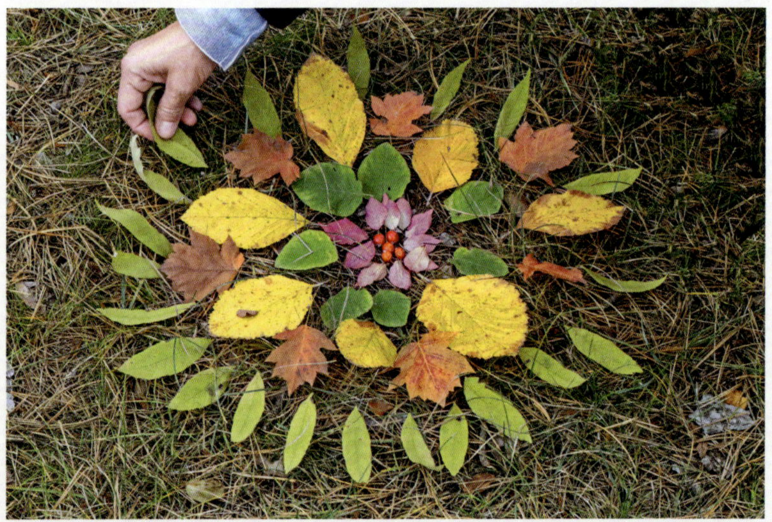

Reinigen und leicht werden

Hier geht es um Reinigung auf vielen Ebenen, um das Loslassen von alten Mustern und Gedanken, um das Ablegen von Ballast und Schwere und damit auch um eine Transformation. Alle Elemente dieses Programms helfen dir, dich energetisch zu reinigen, Altes sein zu lassen und dich zu erneuern. Yoga wirkt auf Körper, Geist und Seele und ist damit ideal, den Prozess zu unterstützen.

KRAFTQUELLEN

Kraftort

Lichtung, Quelle, Bach

Baum Birke

Zu jeder Jahreszeit hat die Birke eine helle, fast kristalline Ausstrahlung. Durch ihre zarten Zweige ist sie sehr flexibel und biegsam und verkörpert so perfekt die Erneuerung und Leichtigkeit, die du in dein Leben bringen möchtest.

Asanas

Vrksasana (Baum) mit Variation – Natarajasana (Tänzer) – Utkatasana (Stuhlposition) Blick weg vom Baum, den Rücken beugen und strecken, danach eine Drehung in beide Richtungen – Uttanasana (Ganze Vorbeuge) – Adho Mukha Svanasana (Herabschauender Hund) – im Hund Drehung auf beide Seiten – Eka Pada Adho Mukha Svanasana (Einbeiniger herabschauender Hund) – Adho Mukha Vrksasana (Handstand Vorübung) – Balasana (Stellung des Kindes) – Sukhasana (Yogasitz) mit Vorbeuge und Drehung – Sukhasana

Pflanze Schafgarbe

Die Schafgarbe wirst du auf der Wiese, auf einer Lichtung oder am Waldrand finden. Obwohl sie nicht direkt im Wald wächst, möchte ich sie dir doch als Helferpflanze ans Herz legen. Sie ist eine große Heilerin, die auf vielerlei Ebenen wirken kann. Vor allem ihre feinstoffliche Heilkraft ist groß, die du in Form von Räucherungen aufnehmen kannst. Sie reinigt und schützt deine Aura, erhellt sie und bildet auch einen Schutzmantel um dich. Sie hilft dir auch, nachdem du dich gereinigt hast, deine Grenzen zu wahren und belastende Energien erst gar nicht mehr an dich heranzulassen.

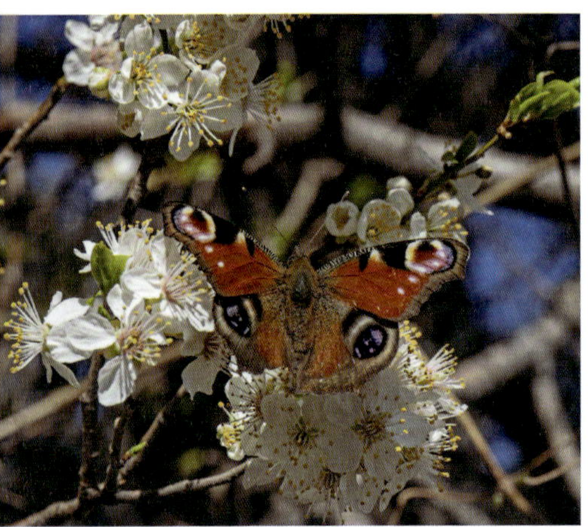

▲ Lass dich von der Leichtigkeit des Schmetterlings inspirieren.

Tipp: Birkenbesen zur Reinigung

Ab Februar kannst du, nachdem du den Baum um Erlaubnis gebeten hast, Birkenzweige abschneiden. Manchmal findet man auch vom Wind abgebrochenes Reisig und muss somit keine Zweige abschneiden.

Binde die Zweige zu einem kleinen Besen zusammen. Mit dem Birkenbesen kannst du dich und deine Aura reinigen, indem du dich am ganzen Körper abstreifst. Auch Räucherungen kannst du mit dem Besen gut verteilen. Ein Wohnraum lässt sich mit einem Birkenbesen zusätzlich zur grobstofflichen Reinigung auch energetisch wunderbar säubern.

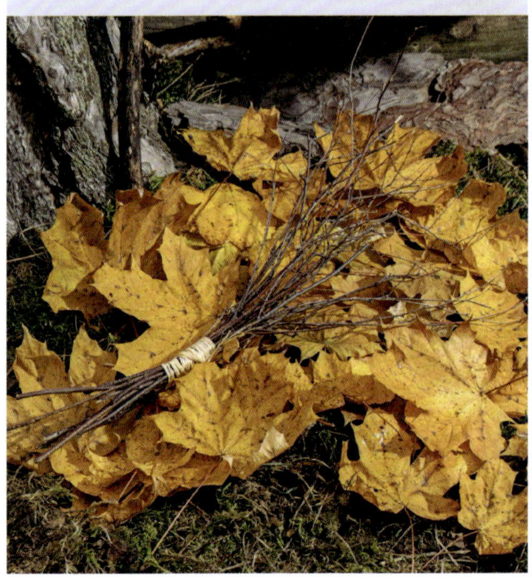

Lichtatmung

Sie reinigt dich über dein Kronenchakra und das dort einströmende Licht. Stelle dir vor, dass mit jeder Ausatmung alles, was du loswerden möchtest, über dein Kronenchakra (am höchsten Punkt deines Körpers) deinen Körper verlässt. Der Wind darf all das wegtragen, und du bist bereit, das Licht in deinen Körper und deine Aura zu lassen. Mit jedem Einatmen blickst du zur Krone der Birke hinauf und verbindest dich mit ihrer reinigenden Aura.

Krafttier Schmetterling

Fast alle Menschen empfinden Schmetterlinge als ätherische Wesen, die direkt aus einer anderen Welt zu uns herüberschweben. Sie verkörpern eine wunderbare Leichtigkeit, Schönheit und wirken so, als stünden sie über allen

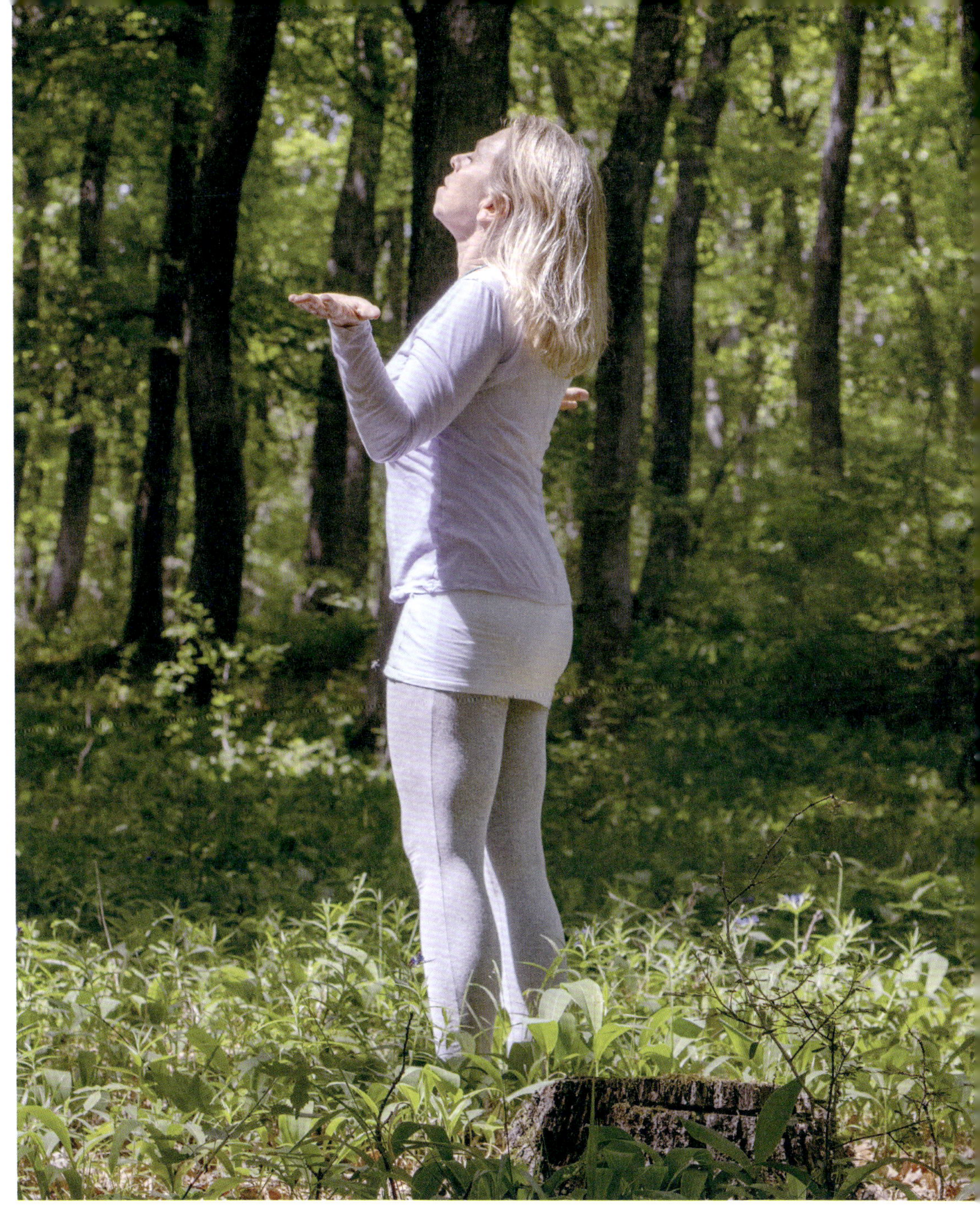

▴ Nimm Licht und Leichtigkeit in dich auf, während du Belastendes loslässt.

ÜBUNG

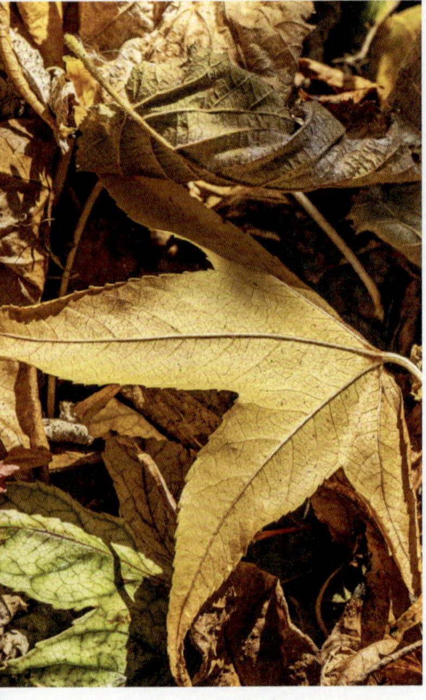

ABSCHÜTTELN VON ALTEM BALLAST

Diese Übung kannst du eigentlich immer machen, wenn dir danach ist. Im Herbst passt sie besonders gut, wenn du den Bäumen gleich dein »altes Laub« abschüttelst und dich so von allem Alten befreist. Aber natürlich ist es auch eine hervorragende Übung für den Frühling, um leichter zu werden und eine gute Basis für Erneuerung zu schaffen. Stelle dich dazu gut geerdet auf den Waldboden. Atme ein paar Mal tief ein und aus und beginne dich dann von Kopf bis Fuß auszuschütteln. Zusätzlich kannst du dich auch noch mit den Händen oder auch mit einem Birkenbesen abstreifen. Diese Schüttelübung eignet sich auch gut im Rahmen einer Mobilisierung vor deiner Waldyoga-Praxis.

weltlichen Dingen. Allein durch ihre Biologie stehen sie für eine gänzliche (Ver)wandlung, Transformation. Alte Muster, Gewohnheiten, materielle Dinge und Beziehungen loszulassen wird mit ihrer Begleitung leichter. Wenn du dem Flug eines Schmetterlings folgst, bekommst du ein Gefühl für seine Leichtigkeit. Streife mit seiner Hilfe die alten, vielleicht zu engen Hüllen ab, befreie dich, werde selbst leicht und in deinem feinstofflichen Energiefeld rein. Der Schmetterling vermag uns auch in das Reich der Feen und Elfen zu führen. Hier haben wir besseren Zugang zu unserem inneren Kind, unserer kindlichen Wahrnehmung und Verzauberung. Auch das kann sich unglaublich leicht anfühlen.

Klarheit schaffen

Mit den Anforderungen unserer schnelllebigen Welt kommt es immer häufiger vor, dass wir den Überblick verlieren. Wir müssen viele Entscheidungen treffen, es wird dies und jenes von uns erwartet, und wir wissen irgendwann nicht mehr, was wir eigentlich selbst wollen. Sind es die Wünsche und Erwartungen anderer, die wir erfüllen? Entscheiden wir uns so oder so, weil es einfach von uns erwartet wird? Tun wir Dinge, weil es unsere Vernunft vorschreibt, obwohl es sich eigentlich nicht richtig anfühlt? Solltest du dich in einer solchen Situation befinden, dann wird dich dieses Programm weiterbringen.

KRAFTQUELLEN

Kraftort

Waldweg, Lichtung

Baum Buche

Man könnte fast meinen, dass die Buche über alles, was war, alles, was ist, und alles, was sein wird, Bescheid weiß. Mit ihren »Augen« an der Rinde und ihrer weiblichen Ausstrahlung hat man das Gefühl mit allen Sorgen und Problemen zu ihr kommen zu können und um Rat fragen zu dürfen. Sie birgt eine uralte Weisheit in sich und ist daher für uns ein wunderbarer Helferbaum. Die besondere Atmosphäre in einem laubtragenden Buchenwald, fast wie in einer Gebärmutter, trägt im Sommer dazu bei, dass du dich geborgen und behütet fühlst. Selbstverständlich kannst du auch zu einer anderen Jahreszeit Antworten von deiner Buche bekommen. Mit der Buche erhältst du auch guten Zugang zu deiner Kreativität, so gelingt dir die Übung der Schreibmeditation noch besser.

Asanas

Sukhasana (Yogasitz) mit dem Rücken zum Baum: Vorbeuge – Rückbeuge – Drehung (wie bei Janu Sirsasana – Kopf-Knie-Haltung) – Upavistha Konasana (Offene Winkelhaltung) mit Vorbeuge und Seitbeuge zu beiden Seiten – Garudasana (Adler) – Tadasana (Bergstellung) – Virabhadrasana II (Krieger II) – Friedvoller Krieger – Virabhadrasana II (Krieger II) – Uttanasana (Ganze Vorbeuge) zum Baum schauend – Navasana (Boot) mit den Füßen am Baum – Shavasana (Totenstellung)

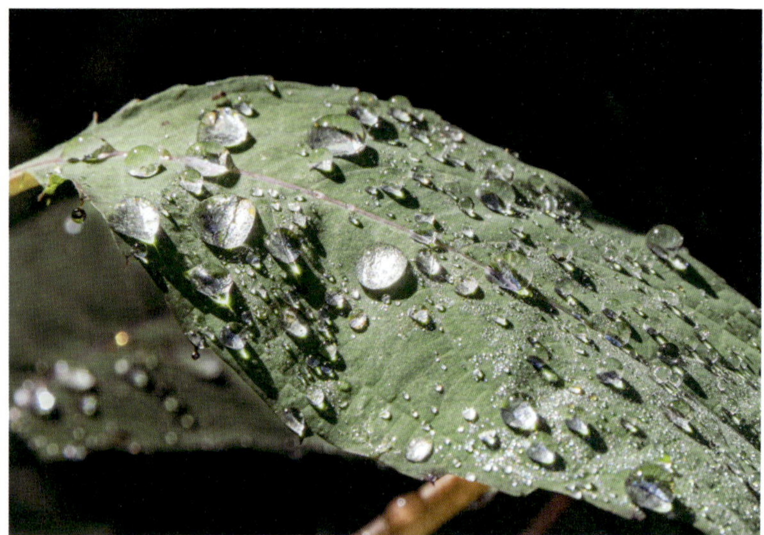

◂ Die Natur kann dir helfen viele Dinge klarer zu sehen. Lass dich von ihr unterstützen.

Krafttier Eule

Die Eule ist das Tier der griechischen Göttin Athene und ein Symbol für Weisheit. Sie brachte bei den Kelten Botschaften aus der Anderswelt. Sie kann als Nachtvogel auch das im Dunkeln Liegende wahrnehmen und das Unsichtbare sehen. Sie vermittelt dir somit, dass auch das Unbewusste existiert und die Informationen, die Weisheit und die Lösungen da sind, die du brauchst. Der Zugang ist dir vielleicht nur noch nicht eröffnet. Die Eule gibt dir die Kraft und die Zuversicht, deiner eigenen Wahrnehmung zu vertrauen, auf deine Intuition zu hören und sowohl deiner eigenen Weisheit zu folgen als auch der des großen Ganzen, mit dem du dich mit ihrer Hilfe mehr und mehr verbinden kannst.

Pflanze Salomonssiegel

Diese Pflanze vermag es wie keine andere, Blockaden zu lösen. Grobstofflich wie feinstofflich wirkt sie hier auf unseren Körper, im Besonderen auf die Sehnen. Doch auch seelische Blockaden kann der Salomonsiegel vor allem feinstofflich auflösen. Sein fast schon kristallines helles Strahlen macht klar, weise und rein. Er hebt dich auf eine andere, hochschwingende Sichtebene, lässt dich deine Lernaufgaben erkennen und plötzlich viel klarer sehen, als würden sich Nebelschleier verziehen. Das Wesentliche in deinem eigenen Leben scheint hervorzutreten, Zeit und Raum lässt er unwichtig werden – es ist fast wie eine universelle Wahrnehmung deines Seins, deiner Aufgaben und deiner inneren Weisheit.

ÜBUNG

SCHREIBMEDITATION

Beim meditativen Schreiben geht es darum in einer Art Trance-Zustand und in tiefer Verbindung mit dem Baum zu schreiben, ohne darüber nachzudenken.

Komm mit einem kleinen Büchlein und einem schönen Stift in den Wald. Nimm zuerst wie gewohnt Kontakt mit der Buche auf. Bitte sie um ihre Hilfe und stelle ganz konkret die Frage, auf die du gerne Antwort erhalten und Klarheit erlangen möchtest. Danach beginnst du einfach draufloszuschreiben, auch wenn alles, was du schreibst, für dich im Moment keinen Sinn zu ergeben scheint.

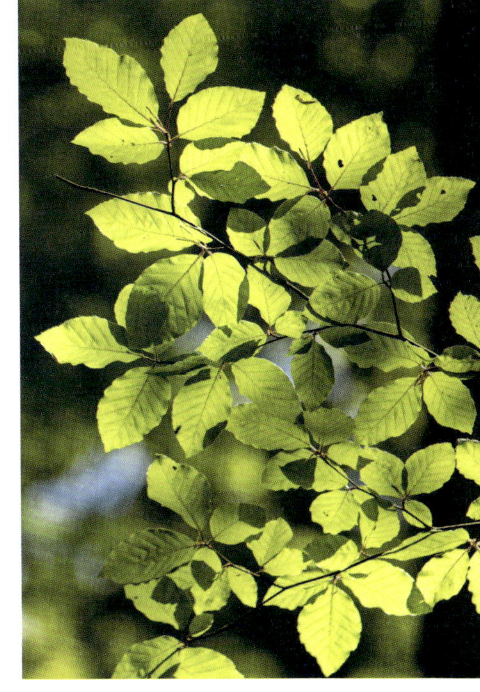

Schreibe, solange es sich für dich wichtig und gut anfühlt. Wenn du das Gefühl hast fertig zu sein, dann bedanke dich bei der Buche und schließe dein Büchlein. Erst wenn du zu Hause bist, zu einem späteren Zeitpunkt, liest du dir das Geschriebene durch, während du nochmal die Frage herholst, um deren Klärung du gebeten hast. Die Zusammenhänge und die höhere Weisheit hinter dem Geschriebenen werden dir vermutlich erst nach und nach bewusst. Oftmals sind es interessante Erkenntnisse, die man aus so einer Schreibmeditation ziehen kann.
Als Variation kannst du natürlich auch malen oder zeichnen, statt etwas aufzuschreiben – der Kreativität sind keine Grenzen gesetzt.

Heilung fördern

Wann immer du Heilung suchst, sei es körperlich oder geistig, wirst du mit diesen Tipps Unterstützung finden. Solltest du akut erkrankt sein, dann beschränke dich auf die mentalen Übungen, um dich nicht zu überfordern. Passe dein Programm deinen Möglichkeiten an. Achte hier besonders gut auf dich und nutze eventuell nur einzelne Elemente. Richte deine Wünsche für Heilung immer positiv aus. Bitte um Heilung und Gesundheit und nicht um »nicht krank sein«. Mach dir bewusst, dass immer etwas Heiles in dir ist und es vermutlich auch Lernaufgaben zu erkennen gibt.

KRAFTQUELLEN

Kraftort

Quelle, Wasserfall, See, Felsen und Steine

Baum Fichte

Die Fichte als »Großmutter des Waldes« nimmt dir Sorgen und Probleme ab. Symbolisch kannst du auch Krankheiten oder andere Belastungen bei ihr lassen. In ihrer Nähe wirst du dich immer geborgen und großmütterlich umsorgt fühlen. Solltest du eine alleinstehende, kraftvolle Fichte finden, wird die Begegnung ungleich stärker sein.

Asanas

Sukhasana (Yogasitz) – Baddha Konasana (Schmetterling) mit Vorbeuge und Drehung – Paschimottanasana (Sitzende Vorbeuge) – Malasana (Tiefe Hocke) lege die Hände auf die Erde – 5 tiefe Atemzüge – Uttanasana (Ganze Vorbeuge) – Tadasana (Bergstellung) lehne dich an den Baum und greife um den Stamm – strecke die Arme nach oben – drehe dich zum Stamm – Ardha Uttanasana (Halbe Vorbeuge) – Virabhadrasana III (Krieger III) – Uttanasana (Ganze Vorbeuge) – Hinsetzen und Viparita Karani (Siegel der Umkehr)

Atemübung Ujjayi

Nutze dieses Pranayama, um dich besonders gut mit Sauerstoff und heilender Waldluft zu versorgen, wenn du magst auch während deiner gesamten Yogapraxis.

Krafttier Dachs

Der Dachs ist ein Lehrmeister rund um Heilpflanzen, Heilungsrituale und Hilfswerkzeuge.

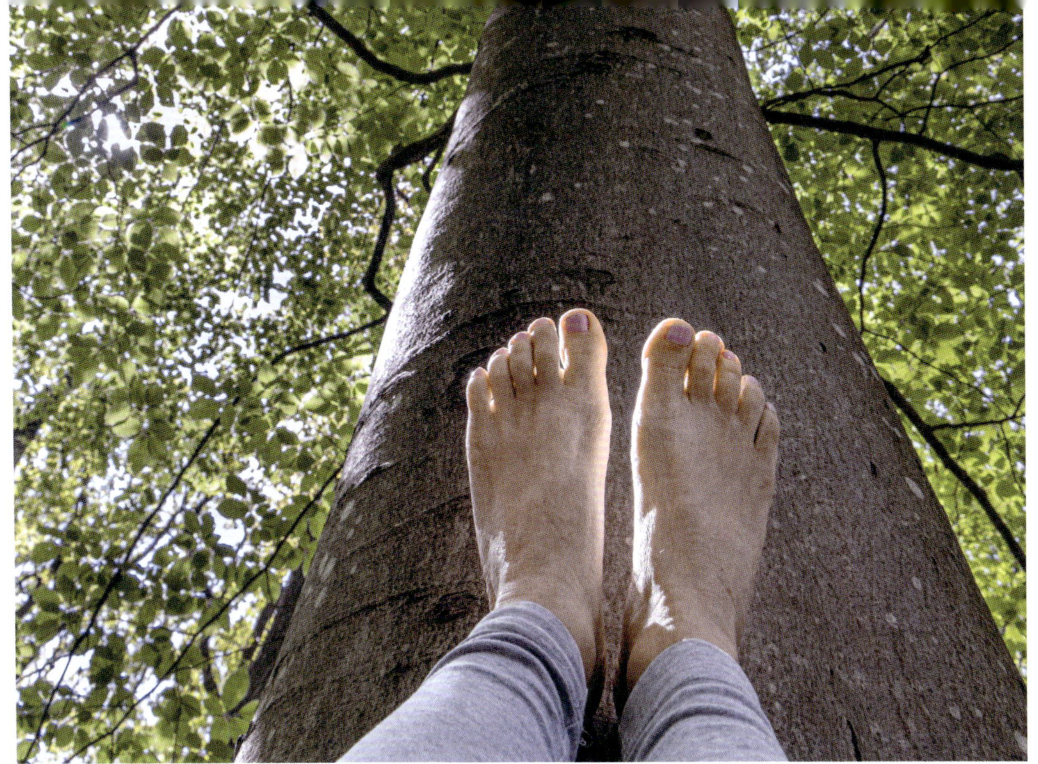

▲ Mit diesem Programm schaffst du es, die heilen Anteile in dir zu fokussieren und kannst um Hilfe bitten.

In alten indianischen Traditionen steht er oft für großes Heilwissen. Er lehrt dich, deinen Körper wieder in Harmonie schwingen zu lassen. Er fordert dich auf, dir auch die Schattenseiten anzusehen, Dunkel und Licht gleichermaßen zu integrieren und dir auch einmal eine Ruhephase zu gönnen. Diese Polaritäten trägt er auch mit seiner Fellfärbung zur Schau. Mit ihm kannst du Altes bereinigen und deine Energien ausbalancieren.

Pflanze Mistel

Die Mistel ist eine große Heilerin. Auch die Schulmedizin verwendet die heilende Kraft dieser besonderen Pflanze. Bei den keltischen Druiden galt sie als Geschöpf des Himmels, das nur in den Zweigen, von den Göttern fallengelassen, hängen blieb. Sie ist auch eine Schutzpflanze, die Negatives abwenden und negative Energien aus Räumen lösen kann. Mit ihrer feinstofflichen Wirkung kann sie vieles auflösen, so auch schädliche Gedanken, Gefühle und Krankheiten.

Mit ihrer hochschwingenden energetischen Kraft vermag sie es auch Störfelder zu bereinigen, Schwingungen anzuheben und Tiefschwingendes, Krankmachendes in helle und heilende Energien zu transformieren. So lass auch du dich von ihrer heilenden, hellen Energie umhüllen.

ÜBUNG

MEDITATIONSREISE: HIMMELSBILDER – DAS UNIVERSUM SORGT FÜR DICH

Lege dich in Shavasana oder in Viparita Karani. Blicke zu den Baumkronen hinauf. Nimm die Weite des Himmels wahr, die Wolken, die Sonne, die Sterne, den Mond, Schneefall oder Regentropfen. Beobachte den Wind in den Baumwipfeln. Betrachte so die Natur aus einem ganz anderen Blickwinkel. Kannst du Wolkenbilder erkennen? Stelle dir die Unendlichkeit des Universums über dir vor und atme tief ein und aus.

Lege deine Hände auf eine Stelle deines Körpers, die liebevolle Zuwendung oder Heilung benötigt. Schließe deine Augen und reise weiter nach oben zum Himmel, ins Universum. Stelle dir vor, wie du von oben auf den Wald, auf dich, auf die ganze Erde hinabblickst und dich als Teil des Ganzen wahrnimmst. Du bist angebunden an eine unendliche Quelle der Liebe und Heilung und alles geschieht zu deinem Besten. »Du bist bereit durch Liebe zu lernen. Du bist geführt und unterstützt. Du bist heil.« Sprich diese Affirmationen und bleibe, solange du möchtest, liegen.

BUNTE BÄNDER

Eine alte Tradition ist es, bunte Bänder in die helfenden Bäume zu binden und mit ihnen einen Wunsch auf Heilung oder die Krankheit, die Sorgen, die Beschwerden selbst beim Baum zu lassen. Am besten machst du das im Rahmen eines kleinen Rituals und bedankst dich bei dem Baum. Die Bänder sollten jedenfalls aus natürlichen Materialien sein und den Baum nicht einschneiden.

Lebensfreude und Visionen erkennen

Vor allem dann, wenn es dir schwerfällt, dich von alten Ideen und Mustern zu lösen, und dir vielleicht auch die Lebensfreude und Fröhlichkeit ein wenig abhandengekommen sind, wirst du mit diesem Programm deine Lebensfreude wiederfinden. Das Anhaften an der Vergangenheit und das Abarbeiten von etlichen »To do«-Listen hindern dich möglicherweise daran deine Visionen zu erkennen. Lebe deinen Alltag mit Unbeschwertheit, betrachte die Dinge durch einen anderen Filter und lasse deine Enttäuschungen und schweren Lebensphasen nicht immer wieder aufleben, sondern gib jedem Moment die Chance, dein Leben in die Richtung zu verändern, die sich mehr und mehr mit deiner Lebensvision deckt.

KRAFTQUELLEN

Kraftort

Wasserfall, Bach, Quelle

Baum Ahorn

Der Ahorn lädt dich mit seiner Fröhlichkeit und Lebensfreude ein, dein buntes Yoga-Programm zu genießen, den Alltag einmal zu vergessen und voll und ganz in den Fluss des Lebens einzutauchen anstatt dagegen zu schwimmen.

Asanas

Tadasana (Bergstellung) – lehne dich mit dem Rücken an den Stamm und führe die Sonnenatmung aus – Malasana – Uttanasana mehr-

▾ Der Waldmeister holt dich aus dunklen Lebensphasen und bringt wieder Licht in dein Leben.

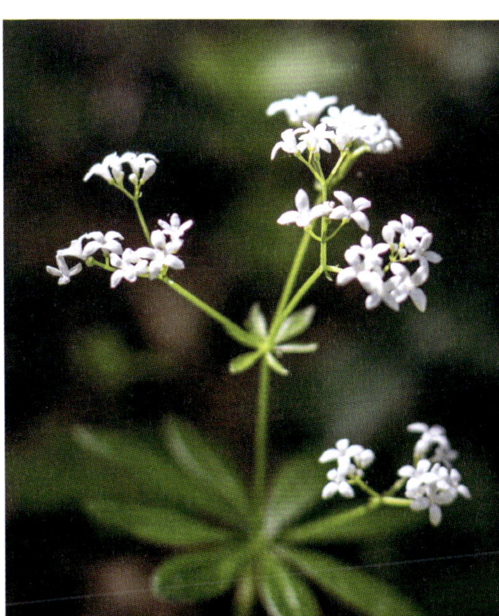

mals im Wechsel – Utkatasana – Uttanasana mehrmals im Wechsel – Uttitha Hasta Padangusthasana (aufrechte Einbeinstreckung): alle Variationen – Tadasana (Bergstellung) mit dem Rücken zum Baum – Adho Mukha Svanasana (Herabschauender Hund) – Adho Mukha Vrksasana (Handstand-Vorübung) – Balasana (Stellung des Kindes)

Krafttier Eichhörnchen

Das Eichhörnchen ist ein Meister der flinken Fröhlichkeit und Leichtigkeit. Es schafft alle seine Aufgaben scheinbar mühelos und unbeschwert. Noch dazu sorgt es rechtzeitig gut für sich, indem es sich schon im Sommer auf den Winter vorbereitet, wo dann alles in Hülle und Fülle vorhanden ist. Auch das lässt einen frei von Sorgen im Fluss des Lebens schwimmen. Es lehrt dich auch offen zu sein für alles, was kommen mag, und all dem neugierig entgegenzublicken. Lass dich von der beweglichen, lebensfrohen, heiteren und dennoch fürsorglichen Natur des Eichhörnchens inspirieren.

Pflanze Waldmeister

Diese Pflanze lässt dich auch nach schweren Lebensphasen wieder voll Fröhlichkeit durchs Leben tanzen. Der Waldmeister bringt auch wieder mehr Sinnlichkeit in dein Leben. Das Freie und Wilde, das in jedem von uns steckt, darf sich in Verbindung mit dem Waldmeister harmonisch und kontrolliert zu unserem Besten entfalten. Du kannst den Waldmeister auch verräuchern oder in diversen Zubereitungen zu dir nehmen, um seine Wirkung zu spüren.

ÜBUNG

WUNSCHBAUM

Ein Wunschbäumchen oder eine Wunschpflanze zu säen ist eine wunderbare Möglichkeit Wünsche und Visionen noch stärker zu manifestieren. Am besten suchst du bei deinem Waldaufenthalt einen Samen oder einen kleinen Keimling.

Wenn dir deine Wünsche und Visionen klar sind, dann schreibe sie mit Bleistift auf ein Naturpapier und grabe dieses Papier in die Erde ein. Lege den Samen darüber und decke ihn mit Erde zu. Solltest du einen Keimling haben, dann setze ihn darüber. Wenn das Pflänzchen schon

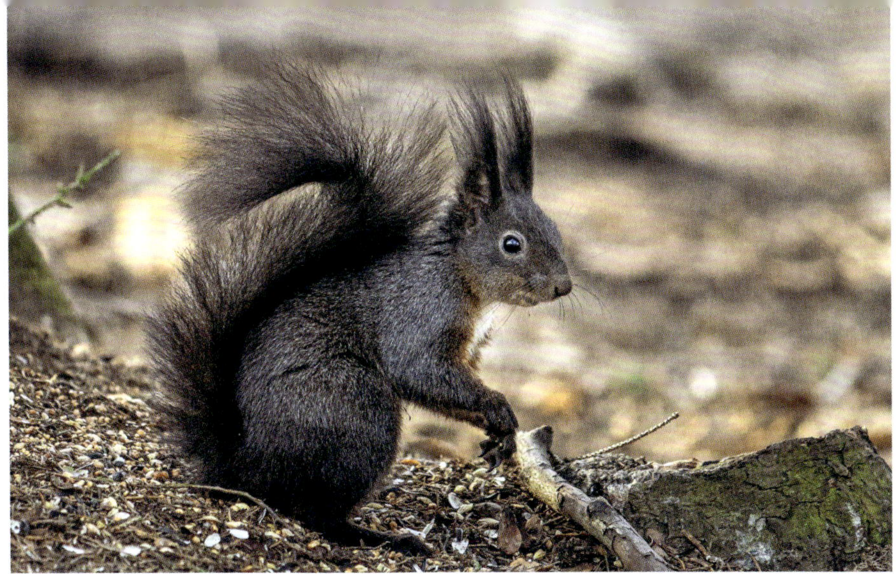

größer ist, dann pflanze deinen Wunsch und Visionszettel einfach in die Nähe der Wurzeln eines Jungbaumes oder einer Pflanze.

VISIONSWANDERUNG

Um dir über deine Visionen klar zu werden eignet sich eine Visionswanderung in der Natur. Gehe gut vorbereitet mit einer konkreten Fragestellung auf deine Wanderung. Rüste dich gut aus, sodass du mehrere Stunden draußen bleiben kannst.

Starte am besten bei deinem Kraftort und verbinde dich mit einer Atemmeditation. Bitte dann darum, dass dir die Pflanzen, Bäume und Wesenheiten begegnen mögen, die dich auf deinem Weg weiterbringen und dir deine Vision klarer und deutlicher erscheinen lassen. Wandere dann los, ohne ein bestimmtes Ziel vor Augen zu haben. Immer wenn dir danach ist, kannst du stehen bleiben, dich hinsetzen oder hinlegen. Nimm alles offen wahr, alle Pflanzen und Tiere, die dir begegnen.

So manches Helfertier und so manche Pflanze zeigen sich dir bestimmt, um dich weiterzubringen. Beende deine Wanderung an deinem Ausgangspunkt und schließe hier mit einer Atemübung oder einer kleinen Yogapraxis ab. Integriere all das, was du erlebt hast. Vielleicht möchtest du dir einiges notieren, bevor du wieder nach Hause gehst.

Verbundenheit und Urvertrauen erlangen

Manchmal kann es schwierig sein, sich selbst mit allen Bedürfnissen wahrzunehmen. Zu spüren, was man wirklich möchte und braucht, und in dem Vertrauen zu sein, dass alles so, wie es ist, einen Sinn hat. Oft können wir diesen höheren Sinn, die Zusammenhänge nicht erkennen. »Hör auf deine innere Stimme« ist leicht gesagt, wenn man die Verbindung zu sich selbst und zum großen Ganzen glaubt verloren zu haben und einfach nicht (mehr) wahrnehmen kann. Das folgende Programm kann dir helfen wieder in die Verbundenheit mit Himmel und Erde, aber auch mit dir selbst zu kommen und tief zu vertrauen.

KRAFTQUELLEN

Kraftort

Lichtung, Waldweg, Felsen und Steine

Baum Esche

Die Esche als Weltenbaum, der alle 3 schamanischen Ebenen widerspiegelt und sich lichtvoll zum Himmel streckt, kann dich sehr gut, in beide Richtungen verbinden – zum Himmel und zur Erde.

Asanas

Stehender Sonnengruß (mehrmals) – Urdhva Prasarita Eka Padasana (Stehender Spagat) – Eka Pada Adho Mukha Svanasana (Einbeiniger herabschauender Hund) – Tadasana (den Stamm berühren, umarmen) – Bujangasana (Stehende Kobra) – Ardha Uttanasana (Halbe Vorwärtsbeuge) – Malasana (tiefe Hocke) – Paschimottanasana (Sitzende Vorbeuge) – Baddha Konasana (Schmetterling) – Dandasana (Langsitz) – Viparita Karani (Siegel der Umkehr)

Pflanze Waldengelwurz

Die Engelwurz entfacht in dir das Licht der eigenen Seelenaufgabe und lässt sie dich erkennen, indem sie dich zu dir selbst zurückführt. Sie ist auch eine gute Begleiterin auf der Reise in alle drei schamanischen Welten. Verbinde dich mit ihrer Hilfe tief mit Mutter Erde und finde hier deine Wurzeln, deinen Anker und dein Urvertrauen wieder. Bleibe in der mittleren Welt auf der Ebene ihres stabilen Stängels und ihrer Blätter und bilde selbst den Kanal für die Verbindung zwischen Erde und Himmel. Die Energie zwischen Himmel und Erde kann

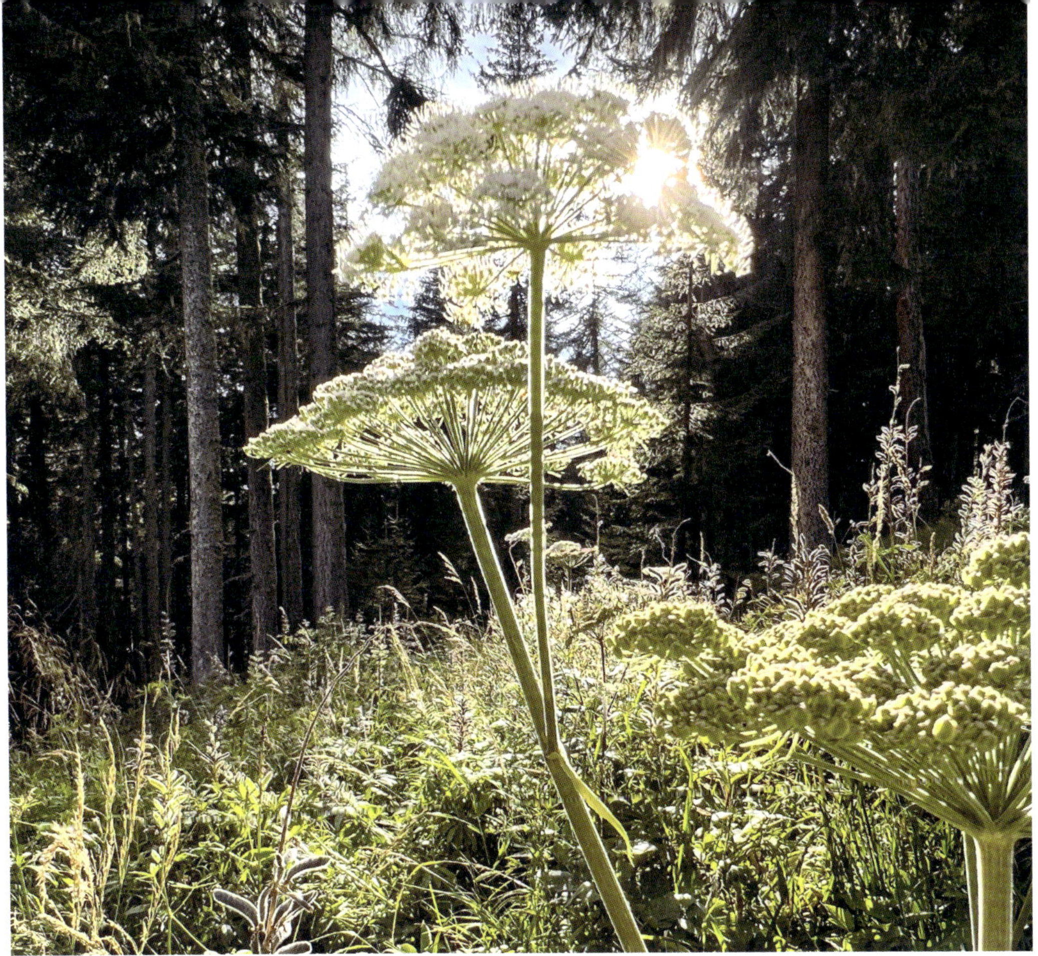

▲ Die Waldengelwurz verbindet dich gleichermaßen mit Mutter Erde und dem Himmel.

so durch dich hindurchfließen. Der zentrale Energiekanal, der uns alle durchfließt, heißt übrigens »Sushumna Nadi«. Mit ihrem großen lichtvollen Pflanzengeist und ihrer Blüte reist du mit der Waldengelwurz in die oberen Welten zum Himmel, zur Sonne und den Sternen, und ankerst dort. Spüre, wie gut geführt und beschützt du bist, wenn du im Vertrauen bleibst.

Krafttier Eichelhäher

Er hat nahrungsbedingt einen starken Bezug zur Eiche und trägt auch zu deren Verbreitung bei. Dadurch hat er auch eine uralte Verbindung zu den Druiden und dem alten Wissen. Sein Ruf kommt aus der Anderswelt, in die er sicher begleiten kann. Er ist ein Wächter des Waldes und der heiligen Haine und steht in Verbindung zu natürlichen Kraftorten. Wenn

ÜBUNG

ACHTSAMKEITSMEDITATION: WEG DER STILLE

Ähnlich einem Reset-Schalter dient diese Übung dazu, dein System ein wenig herunterzufahren, um deinem Geist überhaupt die Möglichkeit zu geben in die Verbundenheit mit der Natur und den unterschiedlichen Welten zu kommen. Wenn es zu laut in dir ist, dann wirst du deine innere Führung nicht hören. Du wirst zu unruhig sein, um dich ans Universum anzubinden und um mehr und mehr dein Urvertrauen zurückzuerlangen.

Am besten du machst diese Übung barfuß und auf dem Waldboden. Suche dir dafür einen Weg, der weich und angenehm zu gehen ist. Achte darauf, dass du hier nicht gestört wirst und keine anderen Menschen in der Nähe sind. Wenn du mit einer Gruppe unterwegs bist, dann lasst diesen Weg einen Weg der Stille werden. Bei dieser Gehmeditation geht es nicht darum von A nach B zu kommen, sondern jeden einzelnen Schritt, jede einzelne Bewegung bewusst wahrzunehmen und zu tun.

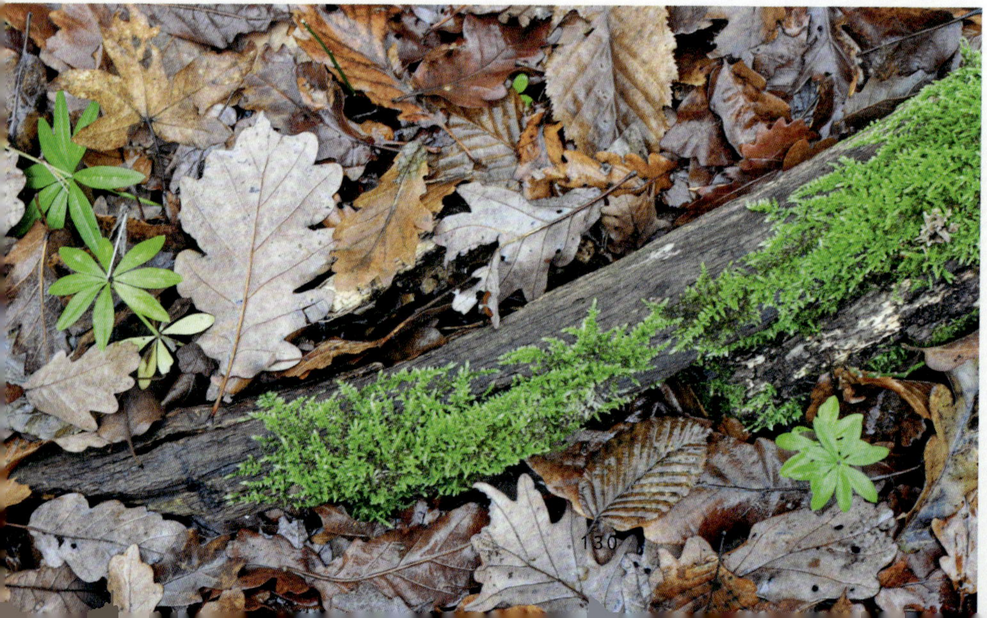

Aus dem Zen-Buddhismus kennen wir die Geschichte des Zen-Meisters, der seinen Schülern sagt: »Wenn ich gehe, dann gehe ich, wenn ich stehe, dann stehe ich«, um ihnen verständlich zu machen, dass sie eigentlich immer schon einen Schritt weiter sind, wenn sie etwas tun. Genau davon wollen wir uns mit dieser Übung befreien. Tauche, während du etwas tust, in die Achtsamkeit ein. Wenn du merkst, dass deine Gedanken abschweifen, dann konzentriere dich wieder auf genau den Schritt, den du gerade machst.

ATEMMEDITATION

Du beginnst mit deinem Baum zu atmen. Dein Baum atmet in seinem Tempo und schenkt dir mit jeder Ausatmung frischen Sauerstoff für deine Einatmung. Wenn du ausatmest, dann nimmt dein Baum deine ausgeatmete Luft auf und transformiert sie wieder in den Sauerstoff, den du einatmest. Vielleicht möchtest du dieser zirkulierenden Luft die Farbe Grün geben. Manchmal hilft es auch, sich diese Luft als kleine Bläschen vorzustellen, die zwischen deinem Baum und dir ausgetauscht werden.

Mit dieser Atmung verbindest du dich mit dem Lebewesen Wald und spürst dich mehr und mehr als Teil des Ganzen.

er auftaucht, gibt es womöglich eine Botschaft aus der Anderswelt für dich, die dich weiterbringen kann. Fühl dich ermutigt, dir deine eigenen Wurzeln anzusehen und Kontakt aufzunehmen. Der Eichelhäher stellt nicht nur die Verbindung zwischen oben und unten, zwischen Himmel und Erde, sondern auch zwischen Körper und Geist Körper her. Er verbindet dich mit den Elementen Luft und Erde und zeigt dir, wie du dein geistiges Potential dauerhaft verankern kannst. Sein Lebensraum erstreckt sich von den höchsten Baumwipfeln, von wo sein Ruf ertönt, bis zum Waldboden, auf dem er Eicheln sucht und versteckt. Lass dich auf deiner Suche nach Verbundenheit von diesem magischen Vogel begleiten.

Trost finden

Wann immer du traurig bist, neue Zuversicht brauchst, einen Verlust erlebt hast oder Abschied von jemandem oder etwas nehmen musst, kannst du Trost an diesen Kraftorten und mit folgenden Übungen finden. Je nachdem, was du erlebt hast, wird es nötig sein, regelmäßig den Kontakt zu den pflanzlichen und tierischen Helfern zu suchen. Du wirst schnell merken, was dir besonders guttut und dir hilft.

KRAFTQUELLEN

Kraftort

Quelle, Bach, See

Baum Weide

Mit der Weide, die bevorzugt an feuchten Orten wächst, ist der Bezug zum Wasser gegeben und auch gleich der passende Kraftort zum Thema gefunden. Beschäftige dich mit dem Element Wasser und baue auch Rituale ein, wenn du mit Themen abschließen möchtest. Das Loslassen gewisser Vorstellungen und Pläne kann sehr traurig machen und dementsprechend kann Unterstützung wertvoll für dich sein.

Asanas

Lehne dich mit dem Blick zum Baum an, breite deine Arme um den Stamm – Vrksasana (Baum) mit Variationen – Trikonasana (Dreieck) – Prasarita Padottanasana (Stehende Vorbeuge in weiter Grätsche) zum Stamm ausgerichtet, zuerst Oberkörper nur in die Waagrechte bringen und Hände am Stamm abstützen, danach aushängen lassen – Beine schließen und zum Sitzen kommen – Baddha Konasana (Schmetterling) mit Blick zum Stamm und Vorbeuge – Sarvangasana (unterstützter Schulterstand am Baumstamm) – Viparita Karani (Siegel der Umkehr)

Krafttier Schwalbe

Die Schwalbe bringt dir Trost und Hoffnung. Diesen Vögeln beim Tanz in den Lüften zuzusehen bringt Freude in dein Herz und deine Seele. Schwalben sind Zugvögel, und jedes Jahr, wenn sie wiederkommen, symbolisieren sie eine Art Wiedergeburt, einen Neuanfang. Sie bringen dir die Wendung zum Guten, zum Glücklichsein. In vielen Kulturen sind sie hochverehrt, und es gibt etliche Geschichten, in denen Schwalben mit ihren Botschaften aus fernen Ländern und ihrer Verbindung zu den oberen Welten und der Sonne als Glücksbringer und Trostspender gelten. Generell empfinden wir bei der Beobachtung von Vögeln meist ein Gefühl der Leichtigkeit und Unbeschwertheit und können uns dadurch oftmals zumindest ein wenig von Schwere und Trauer befreien.

Pflanze Mädesüß

Allein der Duft des Mädesüß lässt dein Herz weiter werden und löst eine positive Grundstimmung in dir aus. Ihr betörender Duft soll auch Elfen und Feen anziehen, diese wiederum heben deine energetische Schwingung an. Das Mädesüß galt bei den Kelten neben der Wasserminze und dem Eisenkraut als eines der wichtigsten Druidenkräuter. Ihr Inhaltsstoff, die Acetylsalicylsäure, die auch in der Weide enthalten ist, findet man auch im Aspirin. Sie ist ein natürliches Schmerzmittel. Die feinstoffliche Wirkung des Mädesüß, die du auch mit einer Räucherung oder Blütenessenz aufnehmen kannst, schenkt dir Trost, Entspannung und Geborgenheit.

Herzatmung

Wenn du Trost suchst, dann ist es sehr heilsam, dein Herz wieder frei atmen zu lassen. Du kannst damit die Enge etwas weiten und wieder durchatmen. Wenn sich dein Körper besser fühlt und du durchatmen kannst, wird auch dein Geist folgen und sich deine Grundschwingung anheben.

▾ Mit der Schwalbe findest du Trost in schweren Zeiten.

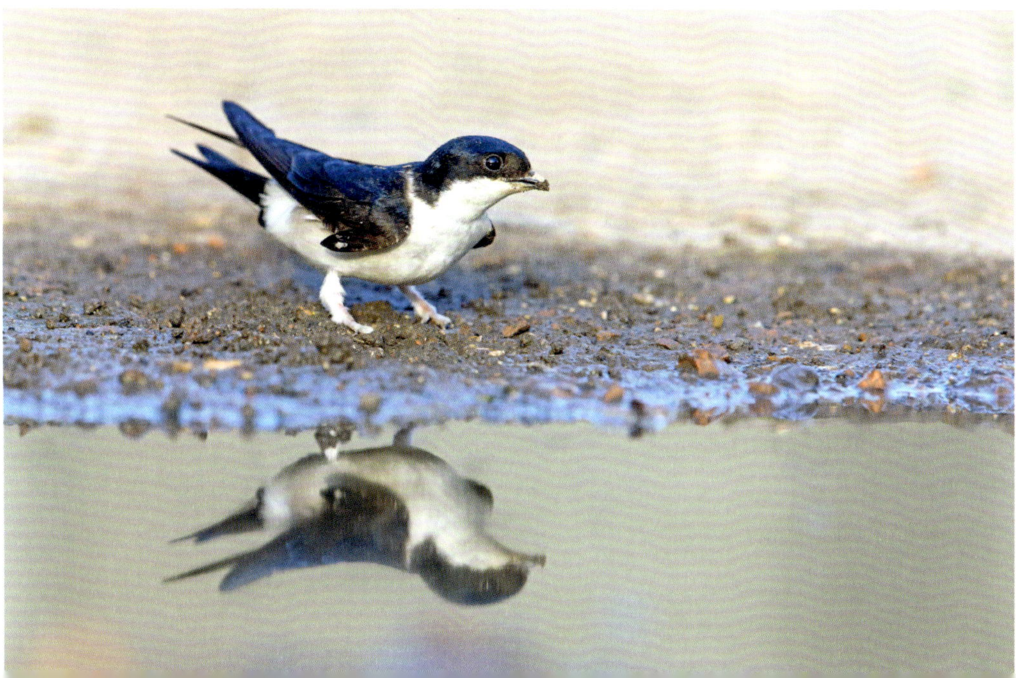

ÜBUNG

VOGELGESANGSMEDITATION – DEN VOGELSTIMMEN LAUSCHEN

Diese Übung funktioniert am allerbesten im Frühling oder in den frühen Morgenstunden. Oft nehmen wir die unterschiedlichen Vogelstimmen gar nicht mehr bewusst wahr oder es ist für uns eine selbstverständliche Geräuschkulisse geworden.

Setze dich in Ruhe an deinen Kraftort, schließe deine Augen und beginne den Stimmen der Singvögel zu lauschen. Wie viele unterschiedliche Gesänge kannst du hören? Kannst du Fragen und Antworten heraushören? Was möchten die Vögel hier zum Ausdruck bringen? Was könnten das für Vögel sein, die diese wunderschönen, beruhigenden und trostspendenden Lieder singen? Im Anschluss an die Übung öffnest du deine Augen wieder.

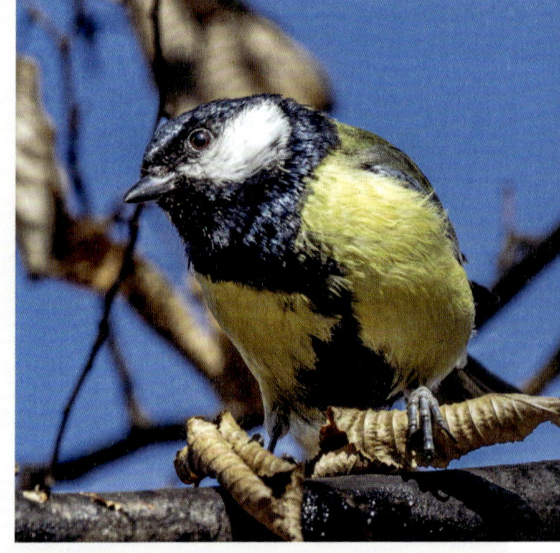

Vielleicht kannst du den einen oder anderen Meistersänger sogar entdecken. Tatsächlich ist es oft ein Abstecken des Reviers der männlichen Vögel, welches hinter dem Gesang steckt. Auch zum Balzverhalten gehört das Singen der Männchen – das Männchen, das am lautesten und schönsten singen kann, ist wohl auch das kräftigste und hat hier einen klaren Vorteil bei den Weibchen.

Erdung und Verwurzelung spüren

Wenn du das Gefühl hast, deine Bodenhaftung verloren zu haben, dich zu sehr in luftigen Höhen zu verlieren und vielleicht »irgendwie durch den Wind« zu sein, dann findest du hier bestimmt wieder Erdung. Auch wenn deine Gedanken umherspringen, du nicht konzentriert bei einer Sache bleiben kannst und dich ständig in Luftschlössern verlierst, kann dir das Programm helfen. Möglicherweise sind es aber auch deine Wurzeln, mit denen du dich verbinden möchtest. Woher kommst du? Was wurde dir an Talenten und Fähigkeiten von deinen Ahnen mitgegeben? Welches Potential könntest du eventuell noch besser nutzen? Diese Reflexionsfragen können dich hier weiterbringen.

KRAFTQUELLEN

Kraftort

Felsen und Steine, Quelle

Baum Erle

Die Erle hat einen natürlichen Bezug zum Gewässer, daher bietet sich als Kraftort auch ein Gewässer mit darin liegenden Felsen und Steinen an. Die Erle wurzelt tief und lässt dich in die unteren Welten abtauchen. Möglicherweise ermöglicht sie dir sogar einen Kontakt mit deinen Ahnen.

Asanas

Sukhasana (Yogasitz) – Janu Sirsasana (Kopf-Knie-Haltung), Vorbeuge – Malasana (Tiefe Hocke) lege die Hände auf die Erde, 5 tiefe Atemzüge – Uttanasana (Stehende Vorbeuge) – Tadasana (Bergstellung) – Sonnengruß am Baum – Vrksasana (Baum) – Utkatasana (Stuhl) – Malasana (Tiefe Hocke) – Dandasana (Langsitz) – Paschimottanasana (Sitzende Vorbeuge) – Shavasana (Totenstellung)

Pflanze Holunder

Der Holunder passt als Begleiter bei einigen unserer Bedürfnisse wunderbar. Er wächst als Strauch, der einige Meter hoch werden kann und eine unserer heiligsten Pflanzen ist. Seit jeher wurde der Holunder verehrt. Man zog früher sogar den Hut, wenn man an ihm vorbeiging. In ihm wohnt die Erdgöttin, Frau Holle, die sich in ihren unterschiedlichen Erscheinungsformen auch in seinen Farben zeigt –

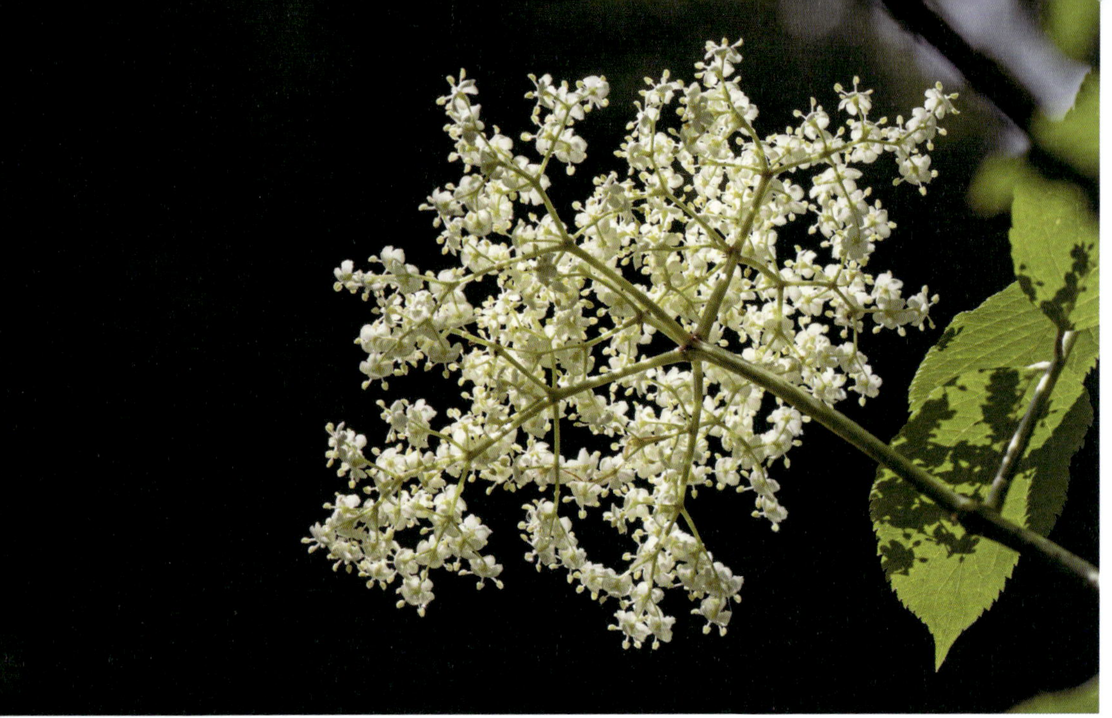

▲ Mit dem Holunder kannst du in die unteren Welten reisen und deine Wurzeln stärken.

weiße Blüten, roter Beerensaft, schwarze Beeren. Dieser Strauch besitzt eine unendlich große Heilkraft, sowohl fein- als auch grobstofflich. Daher kannst du ihn auch wunderbar beim Thema »Heilung fördern« miteinbeziehen. Man sagt auch, der Holunder würde ein Tor zu den Anderswelten, den Ahnen, den unteren Welten öffnen. Unter ihm fühlen sich die Gnome und Zwerge wohl, die hier die Grenzen in die untere Welt überschreiten. Mit Hilfe des Holunders findest du gut zu deinen Wurzeln und in die Geborgenheit von Mutter Erde. Am besten geling dir das vermutlich, wenn du dich zu einem Holunder setzt. Du kannst dir aber auch den Pflanzengeist als Helfer herbitten und mit dem Holunder räuchern. Eine Tasse Holunderblütentee oder Sirup macht es dir noch einfacher in die Verbindung zu gehen.

Krafttier Fuchs

Der Fuchs mit seinem dreifarbigen Pelz – weiß, rot, schwarz – trägt ebenso die Farben der Erdgöttin mit der Symbolik der Kindheit/Jugend, der Fruchtbarkeit und der weisen Alten bei sich. Er lebt ein wenig am Rande der Welt, verborgen im Wald und möchte das auch bleiben. In seinem Fuchsbau taucht er immer wieder unter die Erde ab und zieht sich in dessen Geborgenheit und Sicherheit zurück. Er lädt dich ein nach innen zu schauen, zu deinen Wurzeln und in die unteren Welten zu reisen, um Antworten zu finden. Er stärkt die Verbindung zu

Mutter Natur und öffnet dir die Augen für dein Potential und deine Talente.

Übers Barfußgehen

Früher sagte man, dass man in Monaten, die in ihrem Namen kein »r« haben, barfuß gehen könnte. Ich denke aber, dass es in unseren Breiten auch oft möglich ist, in Monaten, die ein »r« im Namen haben, barfuß zu gehen. Ich erinnere mich an einen Waldyoga-Tag im Februar, an dem wir in der Gruppe zumindest eine Stunde lang barfuß üben konnten. Also einen Versuch ist es auf alle Fälle wert.

Mittlerweile ist erwiesen, dass Barfußgehen gesund ist. Es fördert eine gesunde Haltung, eine gute Aufrichtung, eine gute Fußhaltung und Ausbildung des Fußgewölbes. Auch das Immunsystem wird durch Barfußgehen unterstützt. Es gibt aber noch mehr Gründe, warum vor allem Barfußgehen im Wald oder generell auf natürlichem Boden besonders zu empfehlen ist. Du bekommst dadurch eine sehr gute

Tipp: Barfußpfad

Barfußwege findet man manchmal im Wald schon von Kindergruppen fertig gestaltet vor. Diese laden besonders dazu ein, sie ganz achtsam zu begehen. Durch die unterschiedliche Struktur dieser Wege ist der taktile Reiz für die Fußsohle groß und vielfältig.

Deinen eigenen Barfußpfad kannst du dir auch ganz einfach bauen. Dazu eignen sich Abschnitte mit Zapfen, Rindenstückchen, Moos, kleinen nicht zu spitzen Steinen, kleinen Ästen und Zweigen, Blättern, Tannenreisig und auch größeren geschlichteten Ästen.

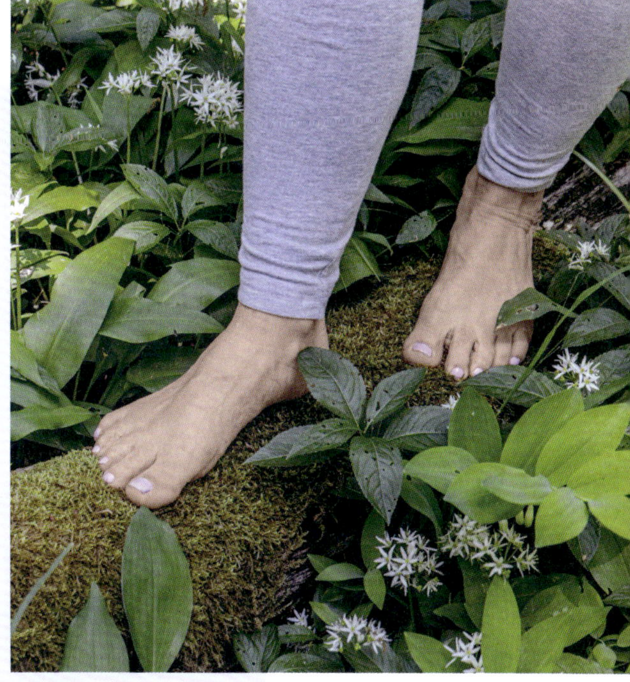

ÜBUNG

WURZELCHAKRAMEDITATION

Stelle dir vor, dass durch deine Fußsohlen feine weiße Wurzeln in die Erde hineinwachsen. Vielleicht beginnen diese feinen Wurzeln sogar zu leuchten und zu glitzern. Wenn du möchtest, hole dir auch noch gedanklich die Kraft von Mutter Erde über deine Füße hinauf in deine Beine, um dich noch besser zu verwurzeln.

Nähre mit dieser Kraft aus Mutter Erde auch dein Wurzelchakra am unteren Ende deiner Wirbelsäule und lasse es in einem dunklen Rot erstrahlen. Dieses Rot darf sich nun so weit in deinem Körper ausbreiten, wie es sich für dich gut anfühlt. Deine Wurzeln dürfen auch in Verbindung mit den Wurzeln deines Baumes treten, dadurch findest du eine wunderbare Anbindung an den gesamten Wald. Du kannst diese Meditation auch mit deiner Atmung verbinden und mit der Ausatmung hinunter in die Erde atmen, mit der Einatmung wiederum holst du dir die Erdkraft nach oben in dein Wurzelchakra.

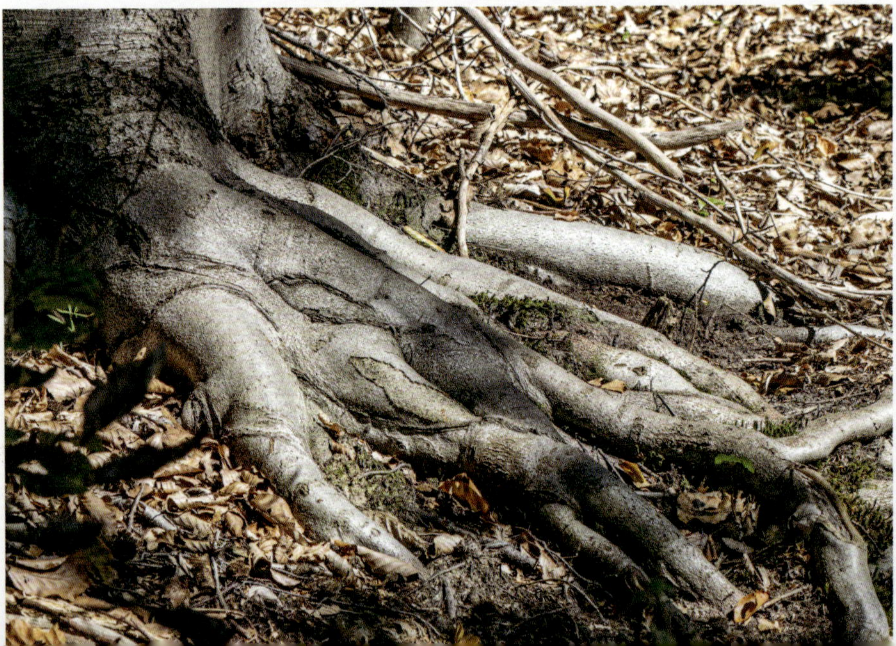

Erdung, kannst dich durch das Gehen immer mehr mit Mutter Erde verbinden und bist z. B. auch für Balanceübungen wunderbar geerdet und verwurzelt. Die Fußreflexzonen auf unserer Fußsohle bekommen durch das Wandern auf unebenem, aber dennoch weichem Boden eine schöne Massage, die viele Bereiche unseres Körpers aktiviert, massiert und durchblutet.

Die Erdoberfläche ist negativ geladen und gibt ständig Elektronen für uns ab. Dadurch können wir beim Barfußgehen wunderbar Elektronen über die Haut aufnehmen, und diese reagieren in unserem Körper als Radikalfänger und somit als Antioxidantien. Somit ist der Wald wie ein Jungbrunnen für uns. Freie Radikale, die ständig im Körper als Stoffwechselprodukt gebildet werden, bei Stress und ungesunder Lebensweise allerdings im Überschuss vorhanden sind, lassen uns vorzeitig altern und können unsere Zellen und Organe schädigen. Nicht nur auf dem Waldboden, auch in der Waldluft befinden sich negativ geladene Teilchen, die diesen Effekt über die Atmung noch unterstützen.

BARFUSS IM WALD

Zu deinem Lieblingsplatz für dein Waldyoga oder zu dem Ort, wo eine ganz besondere Pflanze wächst, mit der du heute in Kontakt kommen möchtest, solltest du am besten barfuß gehen. Der Weg dorthin bietet sich wunderbar dazu an. Lass dich auch von regnerischem Wetter nicht davon abhalten. Sogar ein schneebedeckter Boden kann eine besondere Erfahrung sein.

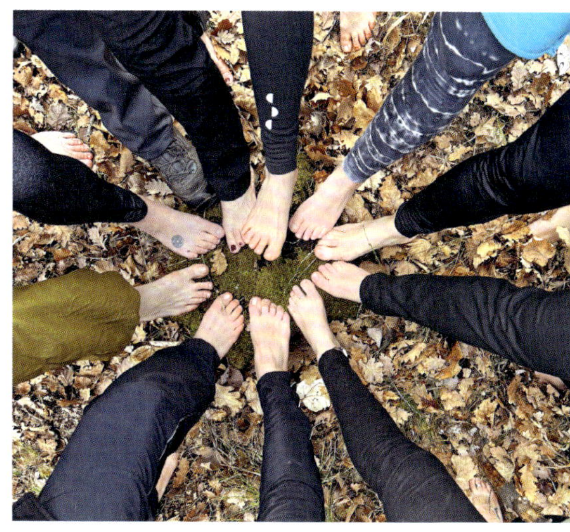

▲ Ein ungewohnt pures Gefühl, den Waldboden barfuß zu spüren.

Ziehe deine Schuhe aus, spüre zuerst einmal den Boden unter deinen nackten Füßen, gehe dann sehr bewusst deinen Weg und nimm ganz genau die Struktur des Waldbodens unter deinen Füßen wahr. Wenn der Boden etwas feucht ist, du vielleicht sogar ein wenig in die Erde, die nassen Blätter oder den Schlamm einsinkst, dann spüre die Kühle, spüre zwischen deine Zehen und genieße deine Fußmassage.

Barfuß auch deine Yogaübungen zu machen, erdet dich dann noch besser. Solltest du ein Gewässer in der Nähe haben, dann kannst du, bevor du deine Schuhe wieder anziehst, deine Füße waschen und noch feucht wieder in Socken und Schuhe schlüpfen. Es eignet sich aber auch ein kleines mitgebrachtes Handtuch, um deine Füße abzuwischen.

Über sich hinauswachsen

Wenn du schon so viel Klarheit erlangt hast, dass du deine Visionen schon deutlich vor Augen hast, findest du mit diesem Programm weitere Anregungen. Denn es ist auch wichtig, damit zu beginnen, deinen Träumen Taten folgen zu lassen. Was braucht es noch, um ins Tun zu kommen, deine Ziele umzusetzen und vielleicht sogar die von dir gesetzten Grenzen zu überwinden und über dich hinauszuwachsen? Manches Mal denken wir einfach zu klein, haben in unserem Denken unbewusst ganz klare Grenzen gesetzt, die es uns einfach nicht möglich machen, mehr zu erreichen. Doch das sind Glaubenssätze, die man ändern kann. Es gibt Menschen, die etwa glauben, dass sie eine gewisse Summe Geld niemals verdienen können – doch das ist schlichtweg falsch. Es ist ein Glaubenssatz, den sie sich selbst zurechtgelegt oder von anderen übernommen haben. Beginne JETZT diese Grenzen zu überschreiten und deine Ziele umzusetzen!

KRAFTQUELLEN

Kraftort

Bach, Wasserfall, Waldweg

Baum Pappel

Die Pappel wächst sehr rasch und bildet dabei kräftige Stämme aus. Sie strebt zielgerade nach oben und kennt hier keine Grenzen. Sie unterstützt dich wunderbar dabei über dich hinauszuwachsen.

Asanas

Unterstütze deine Praxis mit Ujjayi Pranayama, um dich zu aktivieren – Tadasana (Bergstellung, Blick zum Baum) – Ardha Uttanasana (Halbe Vorbeuge) – Prasarita Padottanasana (Stehende Vorbeuge in weiter Grätsche): mittig und dann mit Drehung – halbe Vorbeuge – Bujangasana (Kobra) zum Baum schauend – Natarajasana (Halber Tänzer) – Natarajasana (ganzer Tänzer) – Virabhadrasana III (Krieger III) – Urdhva Prasarita Eka Padasana (Stehender Spagat) – Uttanasana (Ganze Vorbeuge) – über Hocke in Balasana (Stellung des Kindes) kommen

Krafttier Biber

Wenn du dir den Biber als Helfertier einlädst, dann hast du einen wahren Könner in Sachen Planung, Verwirklichung und Umsetzung gefunden. Er kann sich auf dem Land und im

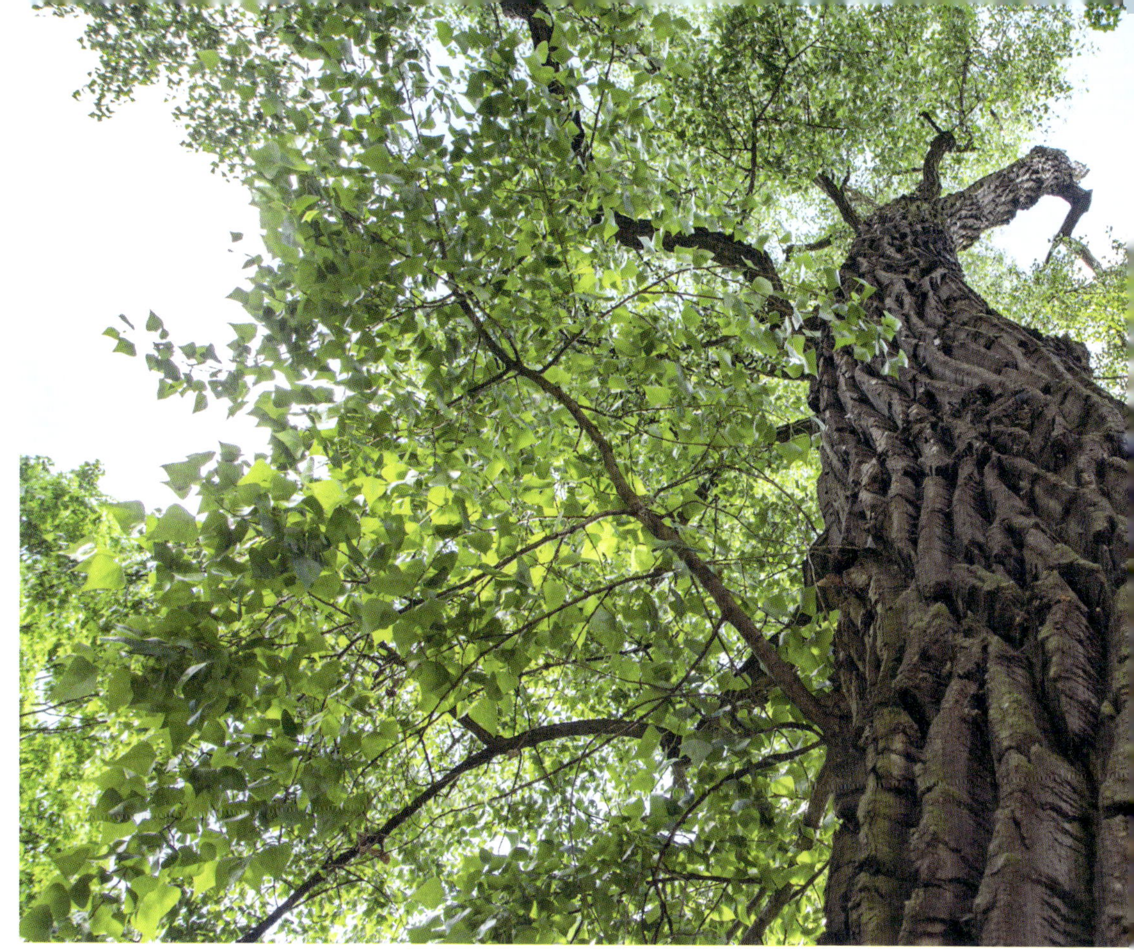

▲ Die Pappel macht es vor: Sie wächst zielstrebig nach oben und lässt sich nicht aufhalten. Mit ihr lernst du deine Grenzen zu überwinden.

Wasser bewegen und verbindet diese beiden Elemente miteinander. Er zeigt dir auch, dass auf deine Träume und Visionen Taten folgen sollten, und hilft dir bei der Manifestation deiner Wünsche. Er ist mit seinen Biberbauten ein perfekter Architekt und lehrt auch dich, der Erbauer deiner Wirklichkeit zu sein. Aber nicht um jeden Preis. Du kannst deine Ziele hoch stecken und deine eigenen Grenzen sprengen, aber alles sollte in Balance mit deiner inneren Harmonie und der Umwelt sein – genauso wie der Biber das Element Wasser mithilfe der Erde und ihrer Materialien auf einem Pegel ausbalanciert. Der Biber wird dich dabei unterstützen, deine Wirklichkeit so zu gestalten, dass sie deine Visionen übertrifft. Deine Yoga-Praxis am Gewässer lässt dir den Biber noch näher sein.

Waldpflanze Giersch

Der Giersch wächst gerne in Auwäldern, an Bächen oder Flüssen unter Gehölzen. Er ist ein fantastisches Wildgemüse, das in der Küche zubereitet hervorragend schmeckt. Aber der Giersch kann feinstofflich noch mehr, denn er ist hartnäckig und nicht unterzukriegen. Auch zum Räuchern eignet er sich. Wenn du auf deinem Weg zum Ziel einmal eine falsche Abzweigung genommen oder das Gefühl hast, dass es hier nicht weitergeht. Wenn du mehr Selbstvertrauen für deine Projekte und einen Anstoß benötigst, um voranzuschreiten, dann ist der Giersch sicher ein energiespendender und kraftvoller Begleiter. Neuland erobern und den Horizont erweitern – dabei hilft dir der Giersch!

Tipp im Winter: Tierspuren folgen

Im Winter, wenn es geschneit hat, kann es ganz spannend sein, den Tierspuren im Wald zu folgen. Welches Tier mag es wohl gewesen sein? Wohin war es unterwegs? War es allein? Wie viele verschiedene Tierspuren kannst du finden? Manchmal kann man auch Schlafplätze entdecken, oder Plätze, an denen nach Nahrung gesucht wurde. Oftmals sind es Wildwechsel, wo mehrere Tiere gegangen sind. Verhalte dich ruhig, bedenke auch hier, dich als Teil des Ganzen zu sehen und leise zu sein, um das Wild nicht aufzuschrecken. Versuche dich in das Tier hineinzuversetzen, warum es diesen und nicht einen anderen Weg gewählt hat. Im übertragenen Sinn folgst du hier auch einem Ziel, gehst ohne Umwege einen Weg und lässt dich nicht abbringen. Bleibe konzentriert beim Verfolgen der Spur, so kann dies eine meditative und sehr fokussierende Übung sein.

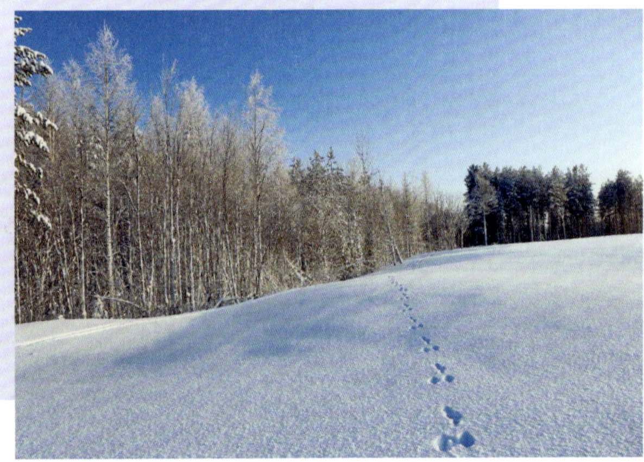

ÜBUNG

WUNSCHSÄCKCHEN

Um dich selbst immer wieder an die Verwirklichung deiner Visionen und deine unendlichen Möglichkeiten zu erinnern, kannst du ein Wunschsäckchen füllen. Besorge dir hierfür ein kleines Stoffsäckchen und beginne für deine Wünsche, Visionen und Träume, die du bestmöglich in die Umsetzung bringen möchtest, im Wald Dinge als Symbole dafür zu suchen. Gib jedem einzelnen Fundstück eine besondere Bedeutung und bewahre sie in deinem Säckchen auf. Am besten hast du dieses Säckchen immer in deiner Nähe. Solltest du einmal Zweifel bekommen, das Gefühl haben, vom Weg abgekommen zu sein, oder dir das nötige Selbstvertrauen fehlen, dann nimm die einzelnen Gegenstände in die Hand oder integriere sie in ein kleines Waldritual, um wieder an deinen Weg erinnert zu werden und darauf zu vertrauen, dass du alles schaffen kannst.

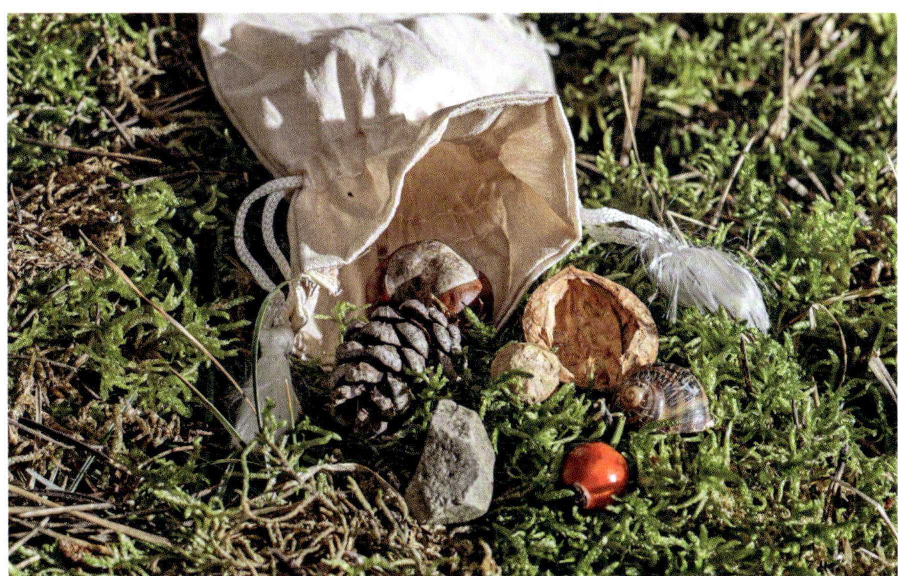

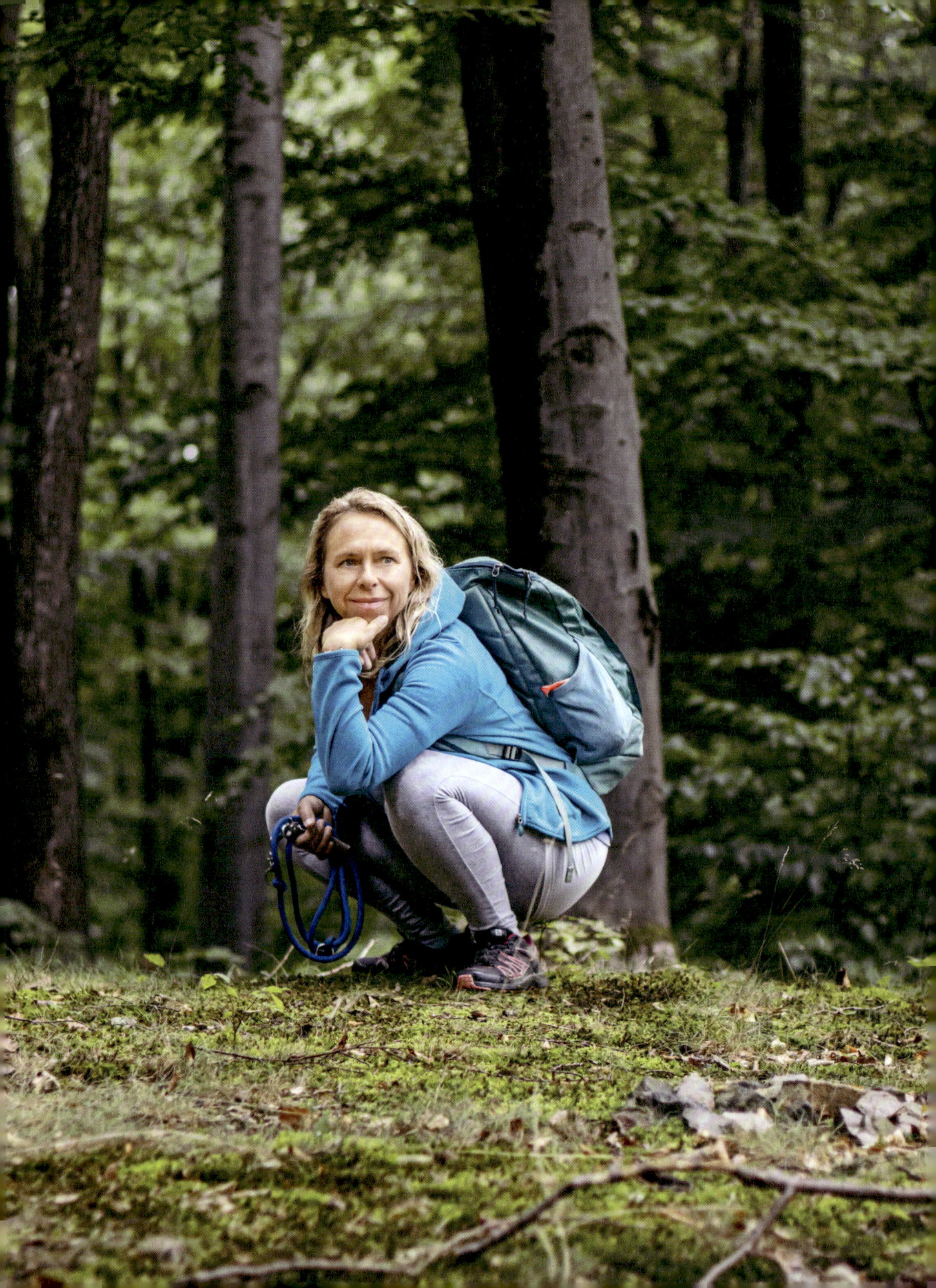

Zum Abschluss

Im letzten Kapitel findest du Anregungen für dich und deine ganzheitlichen Yoga-Erfahrungen im Wald. Außerdem Literaturtipps, solltest du dich weiterführend zum Kraftort Natur und zum Wald informieren wollen. Abschließend kannst du einige persönliche Worte zur Autorin dieses Buches lesen.

Was es noch zu sagen gibt

Vor einiger Zeit stieß ich auf das Wort »Akatalepsie«, was so viel bedeutet wie »die Unmöglichkeit, das Wesen der Dinge zu begreifen«. Wir Menschen streben danach alles zu verstehen, zu erforschen und in gewisser Weise auch alles zu kontrollieren. Deswegen ist es für manche in unserer westlich ausgerichteten, modernen Welt auch so schwierig, einfach darauf zu vertrauen, dass manche Dinge einfach existieren, egal, ob man sie nachweisen oder messen kann. Wir denken, unsere Wahrnehmung bildet die Wirklichkeit ab, doch es ist unsere eigene Wirklichkeit.

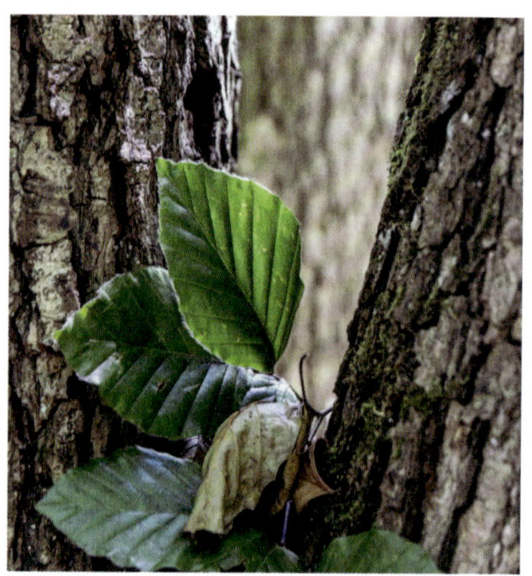

▲ Die Natur achtsam und dankbar wahrnehmen – nicht nur beim Waldyoga essenziell.

Ein Tiefseefisch z. B. hat eine andere Wirklichkeit. In seiner Welt gibt es keine Sonne, keine Luft zum Atmen und keine Menschen. Möglicherweise sind wir die Tiefseefische in der Wirklichkeit eines völlig anderen Lebensraums oder des Universums. Mit dieser Erkenntnis dürfen wir uns nicht mehr als die Herrscher über diese Erde und die Natur sehen, und es ist nicht mehr angebracht, uns so zu verhalten, als wäre alles nur da, um von uns verbraucht und benutzt zu werden. Mit dieser Erkenntnis wäre es vielmehr notwendig uns wieder als Geschöpfe auf Mutter Erde zu sehen, die genauso eingewoben sind in das große Ganze wie der Regenwurm, die Eiche, der Farn oder der Specht. Wir sind genauso wichtig oder genauso unbedeutend wie alle anderen Elemente dieser Erde – genau so sollten wir uns auch verhalten.

Über die Autorin

Dr. Verena Krutak ist Tierärztin, Yogalehrerin und Naturpädagogin. Zudem ist sie zertifizierte Heilkräuterpädagogin, Ritualleiterin und Kindergruppenleiterin sowie im Bildungsteam des Biosphärenparks Wienerwald tätig. Darüber hinaus arbeitet sie in einem Waldkindergarten und betreut Schulklassen bei Naturprojekten und Waldwochen für Kinder.

Gemeinsam mit ihrer Golden-Retriever-Hündin Una, die auch als Therapiebegleithund eingesetzt wird, und ihrer Familie verbringt sie viel Zeit in der Natur.

Ihr Projekt Waldyoga ist ihre große Leidenschaft. Das Verständnis und die Begeisterung für die Natur und unseren wunderbaren Planeten im Rahmen diverser angebotener Ausbildungen, Workshops und Retreats weiterzugeben, ist ihre Vision.

www.waldyoga.at

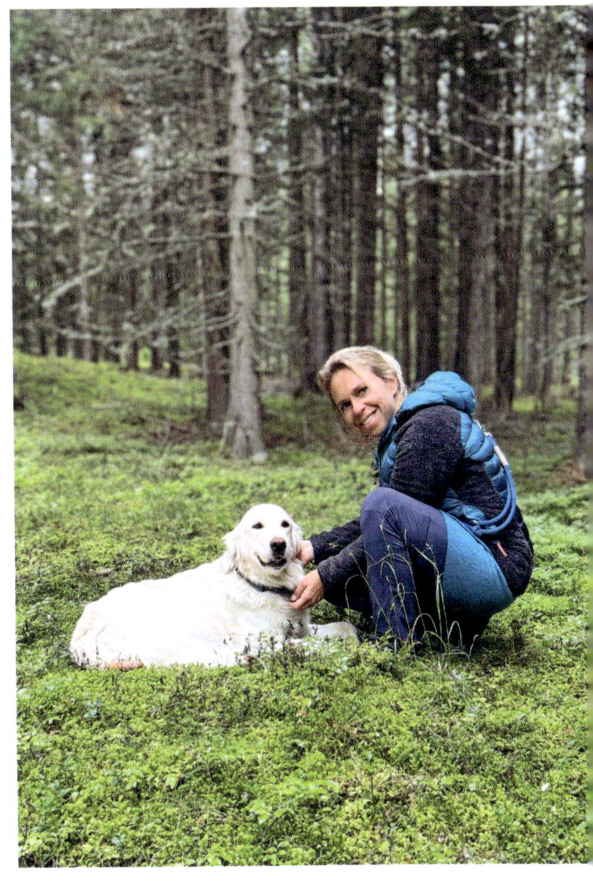

Register

Literatur und Informationen

LITERATURVERZEICHNIS

Appel, Jennie; Grosser Dirk: **Kraftort Natur,** Gräfe und Unzer Verlag, 2019

Brunner, Adelheid: **Pflanzenschamanismus – sich mit der Natur verbinden,** Nymphenburger Verlag, 2022

Davis, Jennifer: **100 Dinge, die du im Wald tun kannst,** Laurence King Verlag GmbH, 2020

Engelmann, Monika; Riedmair, Hildegard: **8 Kräuterkennerinnen: Zwölf ungezähmte Pflanzen fürs Leben,** Löwenzahn Verlag, 2020

Griebert-Schröder, Vera; Muri, Franziska: **Die Rauhnächte-Orakelkarten,** Irisiana Verlag, 2019

Gruber, Julia; Thoma, Erwin: **Bäume für die Seele,** Ueberreuter Verlag, 2019

Nitsche, Adolfine: **Heilsames Räuchern mit Wildpflanzen,** Gräfe und Unzer Verlag, 2018

Pelzl, Renate; Gruber, Julia: **Wildkräuter – Heilkraft am Wegesrand,** Königsfurt Urania Verlag, 2012

Ruland, Jeanne: **Krafttiere begleiten dein Leben,** Schirner Verlag, 2017

Song, Tamarack: **Werde eins mit der Natur,** Rotona Verlag, 2019

Spohn, Margot und Roland: **Welcher Baum ist das?** Kosmos Verlag, 2017

Steiner. Roland; Trökes, Anna: **Yoga für Fortgeschrittene,** Gräfe und Unzer Verlag, 2012

Stoehr, Guntram: **Die Natur als Kraftort,** Nymphenburger Verlag, 2020

Strassmann, Renato: **Baumheilkunde,** Freya Verlag, 2017

Wohlleben, Peter: **Wohllebens Waldführer,** Ulmer Verlag, 2020

INTERNETQUELLEN

www.austria.info/de/erholung/berg-und-see/das-geheimnis-des-fallenden-wassers

www.careelite.de/wald-zitate-waldschutz-sprueche/

www.filzmoos.at/de/aktivitaeten/sommer/kraftort-filzmoos.html

www.kangen.jetzt/barfuss-gehen

www.mein.yoga-vidya.de/profiles/blogs/mondatmung-chandra-bhedana-zur-entspannung

www.yogaeasy.de (Eitle, Christiane: Kraftorte – Energie, Verbindung, Ruhe)

BILDNACHWEIS

123 Farbfotos wurden von Wolfgang Springler für dieses Buch aufgenommen.
Models: Verena Krutak und Julia Stojanovic
Mit 123 Farbfotos von Wolfgang Springler, 8 Farbfotos von Verena Krutak (S. 3, 17, 36, 53, 129, 130, 139 und 147), 1 Farbfoto von 2010 Thomas Gretler/Kosmos (S. 36), 1 Farbfoto von Roland Spohn/Kosmos (S. 43), 1 Farbfoto von Frank Hecker Naturfotografie/Kosmos (S. 64), 1 Farbfoto von iStock/DrDjJanek (S. 113), 1 Farbfoto von Mathias Schaef/Kosmos (S. 133), 1 Farbfoto von istock/teine (S. 141) und 1 Farbfoto von shutterstock/Fanfo (S. 142)
Mit 4 Illustrationen von Sonja Schadwinkel/Kosmos (S. 36), Marianne Golte-Bechtle/ Kosmos (S. 37, 38, 39, 40, 41, 42, 43, 44 und 45) und shutterstock/Hollygraphic (S. 48/49); Buchklappen: Wiederholungsbilder.

IMPRESSUM

Umschlaggestaltung von Gramisci Editorial Design, München/Claudia Geffert unter Verwendung eines Farbfotos von Wolfgang Springler. Das Foto zeigt die Autorin Verena Krutak in einer Yogapose im Wald.

Mit 138 Farbfotos.

Alle Angaben in diesem Buch erfolgen nach bestem Wissen und Gewissen. Sorgfalt bei der Umsetzung ist indes dennoch geboten. Der Verlag und der Autor übernehmen keinerlei Haftung für Personen-, Sach- oder Vermögensschäden, die aus der Anwendung der vorgestellten Materialien, Methoden oder Informationen entstehen könnten.

Unser gesamtes Programm finden Sie unter **kosmos.de/nymphenburger**

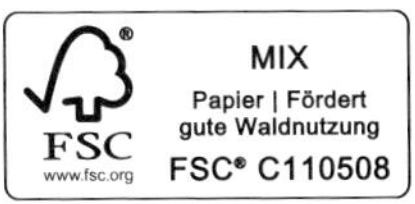

Gedruckt auf chlorfrei gebleichtem Papier

ISBN 978-3-96860-052-9
Projektleitung und Redaktion: Monika Riedlinger-Sinanmis
Gestaltungskonzept: Gramisci Editorial Design, München/Claudia Geffert
Gestaltung und Satz: Katrin Kleinschrot, Stuttgart
Produktion: Angela List
Druck und Bindung: Westermann Druck Zwickau GmbH
Printed in Germany / Imprimé en Allemagne

DIE WALDYOGA-ASANAS

Im Folgenden siehst du alle Übungen, die im Buch vorgestellt werden, im Überblick. Sie bilden die Grundlage der einzelnen Programme, können aber auch unabhängig davon individuell zusammengestellt werden. Nutze die folgenden Seiten also gerne zum kurzen Check oder um dein eigenes Programm zu gestalten.

1

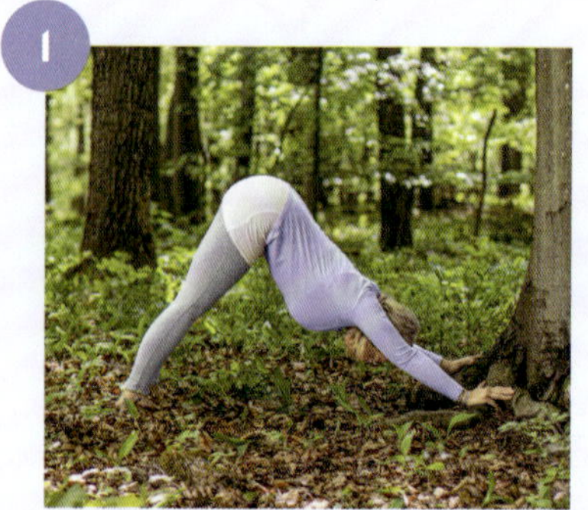

Adho Mukha Svanasana
Herabschauender Hund

2

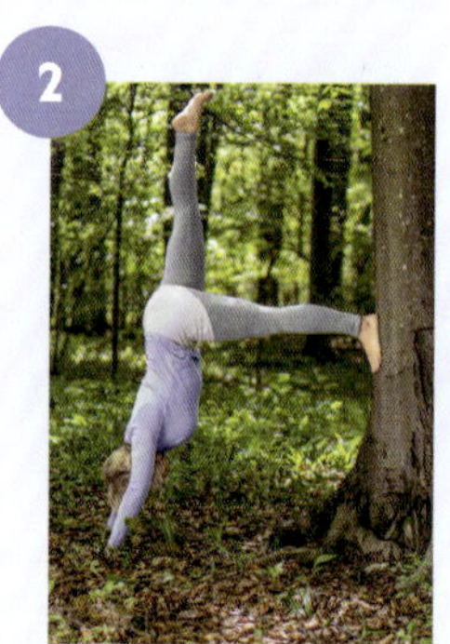

Adho Mukha Vrksasana
Handstand-Vorübungen

3

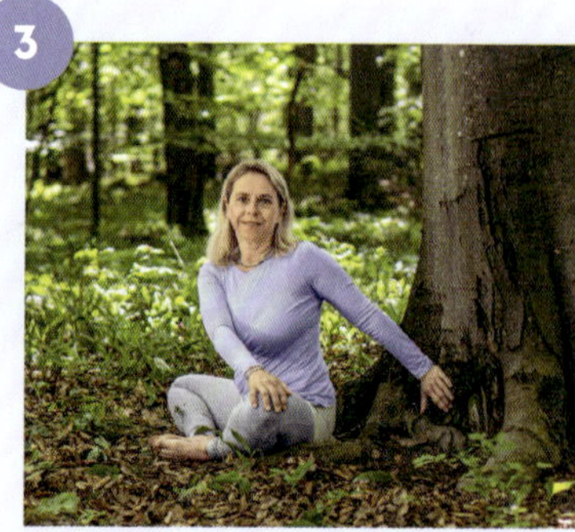

Baddha Konasana (gedrehte Variante)
Schmetterling

4

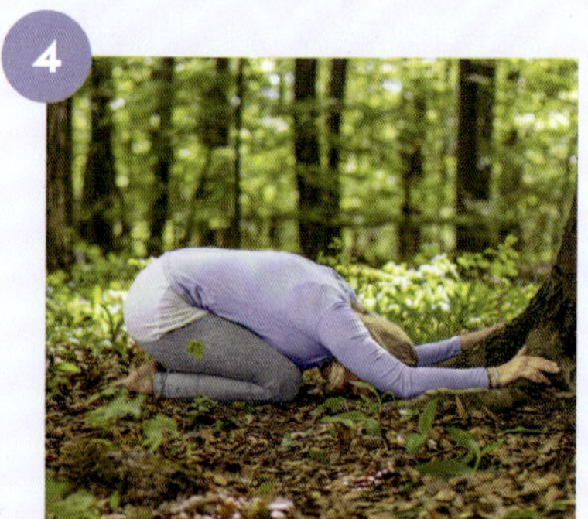

Balasana
Stellung des Kindes

5

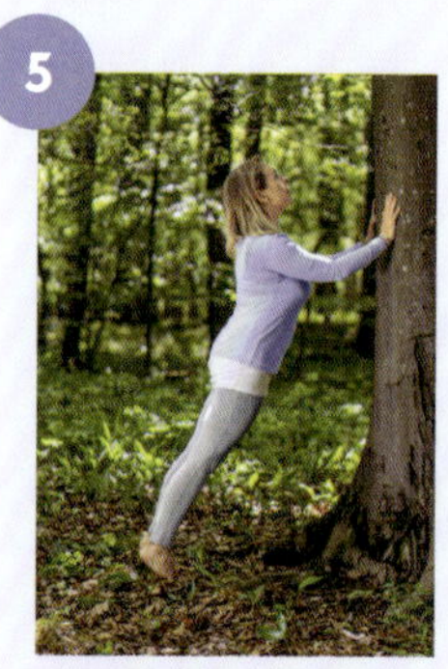

Bujangasana
Kobra

6

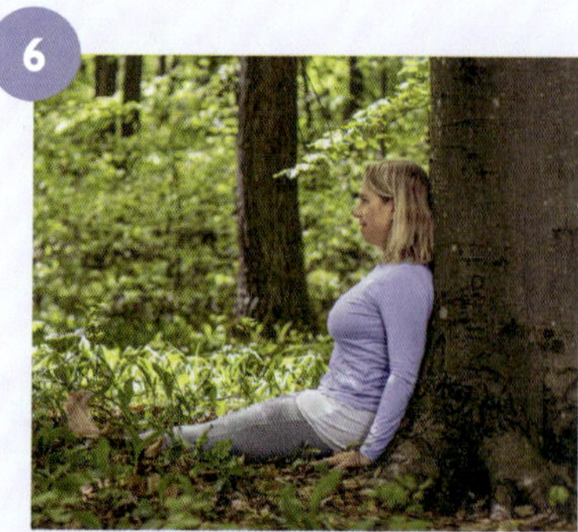

Dandasana
Langsitz